陕西国际商贸学院学术著作
出版基金资助出版

医院危机媒体应对的理论与实践

李 杰 王明旭 编著

U0218488

中国协和医科大学出版社

图书在版编目（CIP）数据

医院危机媒体应对的理论与实践／李杰，王明旭编著 . —北京：中国协和医科大学出版社，2020.11

ISBN 978 - 7 - 5679 - 1514 - 5

Ⅰ . ①医… Ⅱ. ①李… ②王… Ⅲ. ①医院 - 突发事件 - 危机管理 - 研究 - 中国 Ⅳ. ①R197.32

中国版本图书馆 CIP 数据核字（2020）第 043123 号

医院危机媒体应对的理论与实践

编　　著：李　杰　王明旭
责任编辑：高淑英

出版发行：**中国协和医科大学出版社**
　　　　　（北京市东城区东单三条 9 号　邮编 100730　电话 010 - 65260431）
网　　址：www. pumcp. com
经　　销：新华书店总店北京发行所
印　　刷：中煤（北京）印务有限公司

开　　本：710 × 1000　　1/16
印　　张：17
字　　数：220 千字
版　　次：2020 年 11 月第 1 版
印　　次：2020 年 11 月第 1 次印刷
定　　价：48.00 元

ISBN 978 - 7 - 5679 - 1514 - 5

作者简介

李杰，中国健康教育中心（原卫生部新闻宣传中心）副研究员，陕西国际商贸学院客座教授。曾在部委新闻办公室工作，历任中国健康教育中心培训部、新闻宣传部副主任等。研究方向：媒体沟通、危机应对、风险沟通、新媒体传播等。

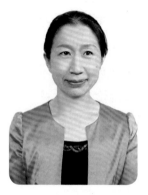

参与我国卫生新闻发言人制度及风险沟通体系建设。编写全国卫生系统第一部《卫生新闻宣传工作手册》《卫生新闻宣传制度汇编》《卫生新闻宣传答问参考》《新闻发言人新媒体实用手册》等，组织拍摄国家卫生健康委员会形象宣传片《卫生计生皆为民生》。承担世界银基金基层发言人培训模式研究、国家食品安全风险交流研究、世界卫生组织甲型 H1N1 流感媒体信息传递及报道研究、卫生计生改革发展舆情研究、健康教育教育机构新媒体宣传能力建设研究等课题。组织全国各省卫生计生发言人巡回培训、全国基层新闻发言人培训、全国食品安全风险交流培训、全国健康教育机构新媒体宣传能力培训等。

了解美国、加拿大、新加坡等多国公共卫生风险沟通机制。曾赴美国疾病控制与预防中心（以下简称美国疾控中心）从事突发事件风险沟通体系嵌入式研究。受邀参与世界卫生组织（Outbreak Communication Planning Guide）咨询评审工作，并受世界卫生组织总部、世界卫生组织西太区等邀请交流风险沟通，分享中国经验。

负责编写、编辑出版了《新媒体健康传播》《食品安全风险交流概论》

《飘扬的红丝带——中国艾滋病宣传教育二十年回顾》《白衣战士 感动中国——医疗卫生抗震救灾纪实》《为了人人健康：2006年度优秀卫生报道选编》等图书。发表《2014年主流媒体医改报道内容分析》《山东非法疫苗案舆情传播、公众态度及应对分析》《风险沟通理论及其在医疗风险沟通中的运用》《县级新闻发言人风险沟通培训模式研究》等论文。曾为国家中医药管理局、北京大学医学部及各地卫生健康委、健康教育机构等讲授《危机应对与风险沟通》《媒体采访与沟通》《新媒体健康传播》等课程，进行"发言人新闻发布实战演练""人际沟通与谈判"等互动教学。

曾获中央国家机关女干部"成长·成才·成功"征文一等奖、全国医药卫生系统文学艺术作品评选文学二等奖、第十届中国健康教育与健康促进大会优秀论文二等奖、第四届中国健康传播大会十佳论文奖等。

作者简介

王明旭，医学博士，博士研究生导师，二级教授，西安交通大学公共卫生学院卫生改革与发展研究中心主任，陕西省健康文化研究中心主任，世界卫生组织信息和出版合作中心专家委员会委员，教育部高等学校全科医学教学指导委员会委员，全国高等学校卫生管理专业规划教材专家委员会委员，《中国医学伦理学》主编、《中华医史》杂志副总编。

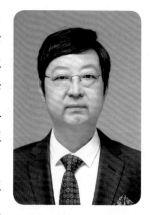

任中国卫生法学会常务理事，中国性学会常务理事，中华医学会医学伦理学分会副主任委员，中华医学会医学史分会副主任委员，中国民族医学会医药文化分会副会长，中国中医药信息学会医养居分会常务理事，中国医师协会整合医学分会医学人文专业委员会主任委员，中国医师协会健康传播工作委员会委员；陕西省性学会会长，陕西省医学会医学伦理分会副主任委员，陕西省科技史学会常务理事兼医学史专业委员会主任委员，陕西省医学会医学史分会副主任委员。曾任西安医科大学校长办公室副主任，西安医科大学卫生管理系党总支书记兼副主任，西安医科大学党院系二总支书记兼卫生管理系副主任，西安交通大学医学院党委副书记，西安交通大学启德书院常务副院长兼党总支书记等职。

主持国家自然科学基金1项，国家社会科学基金3项，承担省部级以及国际合作项目等20余项，主编与参编著作和教材80余部，发表学术论文200余篇，其中SCI、SSCI收录论文20余篇。获得科研及教学成果奖等8项；作为大会主席和发起人主持召开国际会议4次。主要研究领域：健康文化、医养结合、艾滋病以及慢性病的健康教育与评价、医患关系与医院文化建设、社区卫生服务与医院管理。

领衔主编了我国第一部《医患关系学》（科学出版社）教材、第一部《医学伦理学》长学制教材（人民卫生出版社）、第一部《医学伦理学》电子书包，第一部《医学消费者行为学》教材，在人民卫生出版社主编了《医学伦理学》五年制教材、《医学伦理学》多媒体线上课堂、《医学伦理学》复习指导用书及试题库，主编出版了《行为医学》《现代行为医学》《老年行为学》《医德心理学》《管理学基础》《卫生事业管理学》《医学心理学》《护理心理学》《突发公共卫生事件管理》《中国卫生事业可持续发展研究》《医药文化研究》《中华医药文化研究》《大学生自杀与干预》《大学生犯罪与干预》《中国艾滋病防治宣传工作案例》《医药知识产权战略研究》《医药文化研究》《职业化卫生管理队伍建设研究》等教材与专著。

　　医学是生命奥秘片刻不歇的解码与苦寻，医院是承载生死之间徘徊的希望与仁爱，媒体是民意的守望者与把关人，舆论是历史的雕刻板与手术刀。而舆论也受经济基础、传统文化与生活习惯的影响，也可能隐藏着偏见和无知，可能面临着被塑造、被打磨的风险。曾几何时，医院在危机捆绑中艰难前行，爱医者爱之弥深，而伤医者伤之弥痛。

　　造成这种现象的根本原因，在于以往医院应对危机时的束手无策。众所周知，危机事件一旦把医院推到聚光灯下，便会迅速成为媒体报道的焦点、政府处理的痛点、社会公众关注的热点。危机事件一旦处置不当，医院声誉便会深受打击，同时对大众健康的引导与救治也会产生难以估量的影响。正是一度被媒体评价为"紧张"的医患关系状态，警醒我们不断加强行业内外及媒体沟通，并把这种警醒转化为危机媒体沟通的进步阶梯，把与媒体的有效沟通贯穿于医院危机管理的始终。

　　本书从危机应对与新闻发布的六个重要环节入手，通过典型案例分析，总结归纳出沟通应对原则、策略和方法及需要注意和避免的问题。本书力求结合传播学原理，将实践经验上升到理论层面，提出具有普遍意义的解决方案，例如突发事件信息传播的完整预案、如何建立发言人制度、怎样认识和应对各类"突发事件"、符合中国国情的风险认知影响因素有哪些等，为医疗卫生机构的危机应对、新闻发布提供借鉴。

　　全书包括新闻发布、危机应对等各类案例35个，其中源自医院一线、拿来能用的"经验仓"17条，实用小贴士11项，国际经验"他山石"8条。本书选用了北京、天津、上海、安徽、福建、河南、陕西、甘肃等地卫生健康委相关案例。

感谢中国健康教育中心书记、主任李长宁和纪委书记胡洪波的支持，中心宋军副主任对本书框架的建议。感谢国家卫生健康委规划司司长、原卫生部发言人毛群安，发轫系统内卫生新闻发言人制度建设，拨冗通读初稿并给予肯定。感谢《健康报》社长、原卫生部新闻办公室主任邓海华，在其指导下共同处置重大突发公共卫生事件应对，积累经验。感谢国家卫生健康委原宣传司司长、发言人宋树立在工作中给予的指导。北京大学新闻与传播学院院学术委员会主任程曼丽教授"非典"以来对卫生新闻宣传工作持续关注并给本书中肯建议。

感谢世界卫生组织风险沟通顾问 Peter Sandman、世界卫生组织驻华代表处历任新闻官 Roy Wadia、陈尉云、于海伦等。

感谢多年来媒体对卫生健康事业的关注与报道、记者朋友们的协作。文中引用诸多报道未及一一署名，在此一并致谢。

无论社会如何变化，媒体沟通的底线恒久不变，那就是医者仁心、坦诚透明。

愿医者、记者、患者，互爱互谅，沟通无疆。

编者

2020.6

目 录
CONTENTS

第一章
医院突发事件沟通原则及策略

名不徒生而誉不自长，功成名遂，名誉不可虚假，反之身者也。

——《墨子》

人而无信，不知其可也。大车无輗，小车无軏，其何以行之哉！

——《论语》

　　突发事件是相对于人类生活中正常的社会关系、秩序而言的，是一种导致社会偏离正常轨道的危机和非均衡状态，其对社会安全稳定造成较大影响。突发事件具有以下四方面的特点：一是高度的不确定性；二是事件演变迅速；三是事件的独特性使得无法照章办事；四是信息不全，小道消息流行。对于突发事件的危机管理并非无章可循，已经形成了一门专门的学科。

　　在西方国家，对突发事件危机管理的研究已经达到了量化，建立了各种以数学计算为基础的危机预警、处理模型，这种精确的研究成果对政府处理危机的参考价值是显而易见的。以美国为例，美国疾病预警机制运转可以说是几十年如一日。美国疾病控制与预防中心自 1946 年就开始运作，在各级政府卫生部门的紧密配合下，有 8500 名工作人员在各地编制的疾病防控网有效地保障着国民健康。并且，在经历了"9·11"恐怖袭击事件以后，美国高度重视突发性传染病的应对机制建设，并把预防传染病问题作为生物反恐的一项重要内容。法国在 20 世纪 80 年代以后，发生了多次小范围诸如输血污染、疯牛病、增长激素问题、石棉危害等公共卫生危机，于 1998 年成立了卫生监测研究所，其首要任务是对流行病、传染病及健康环境的监测和调查，分析人口健康状态及变化，评估流行病发生的危害，监测、研究环境（污染、食品）与健康的关系，后来又扩大到工作场所健康、慢性病（如癌症）、日常生活事故分析和医院交叉感染等领域。它负责探测对公共健康构成威胁的疾病、事件，并对政府提出预警、事件处理建议，提出与社会、环境发展相对应的公共卫生政策。SARS 的肆虐，暴露了我国公共卫生系统的缺陷，医院突发事件应急管理问题第一次严峻地摆到了我们面前。我们不得不积极关注，不得不认真应对，不得不从理性思维的层面进行全面而深刻的反思。本章我们重点讨论医院应对舆论挑战的认知、反应类型、突发事件的沟通原则及策略。

第一节　对舆论挑战的反应类型

通常来说，医疗服务的重要性、复杂性和被依赖程度越高，其服务所潜在的风险就越大，服务对象更愿意积极寻找关于该服务机构声誉的信息。一项调查显示，在美国梅奥诊所就诊的 91% 的患者表示，他们会向其他人称赞诊所的服务。良好的品牌声誉可以使患者在选择医疗服务时增加依赖感，潜在患者会利用有经验患者现成的可依赖的评价，作为日后就医的重要参考。但当下，医院声誉面临来自舆论的巨大挑战，并且在面对这些挑战时常常不知所措。

一、医院面临的舆论挑战

当下，随着公众急剧增长的医疗需求与医疗供给总体不足、医疗资源配置不均衡、过度医疗及舆论环境变化，尤其互联网技术带来传播生态的根本变化，传播从传统媒体单向传播、垂直传播向网状的交互性传播转变，新闻宣传由媒体报道专职采编队伍层层把关的职业化生产转变为极低门槛、人人参与的全民写作；传播方式由媒体刊播后传播转变为高效的滚雪球式传播。围观、跟帖、论坛BBS、QQ 虚拟社区、播客和拍客、微博、微信等现代传播方式的发展和繁荣，导致"全民皆记者、新闻无处不在"。

医患双方在信息的占有及解读上，患者处于弱势，因此医方有责任作出通俗易懂的信息解释，包括治疗信息、费用信息、手术告知信息、医嘱信息等。兼之公众在"尽孝""好死不如赖活"等传统观念的影响下，存在追求医疗高消费、非理性消费的现象。为做到有效沟通，有的医院建立了完善的医患纠纷处理程序及（或者如）入院告知机制，有的医院建立了医患沟通制度，采用"一个技巧、二个掌握、三个留意、四个避免"的沟通原则。部分医院建立了发言人制度，但缺少新闻发布的训练，在突发事件中仍处于不敢说、不想说、不会说的状态。遇到突发事件，或保持沉默或率性而为、不顾后果，最终导致沟通被患者理解为院方推脱责任的手段，而部分医院更成为媒体报道素材的"富矿"。

医院舆论管理面临的挑战可以从不同角度进行分类，从医院内外部关系角度可以分为以下五类：（1）突发事件，如突发灾害、事故等紧急救治、医院安全类突发事件（医院发生大火、失窃、医院施工工地出现人员伤亡、医生遇刺等）；（2）医护人员管理问题，如员工违法违规违纪，工作时间的不良不当不法行为、收受贿赂等；（3）医疗纠纷；（4）医院的污名化，如来自机构或个人的谣言或污名化，如网络论坛、自媒体上出于某种目的对医生、医院的攻击谩骂，造成恶劣影响；（5）其他类型，如其他医院被报道，尽管与本院无关，但医院受到连带影响，又如医院受到某些具有影响力机构或名人的批评等。

二、医院面对挑战的不同反应类型

总结近年来医疗卫生机构突发事件处置与反应，可以归类为以下四种类型：阻挠反应型、沉默反应型、适度反应型和过度反应型。

（一）阻挠反应型

阻挠反应型的特点是不主动发言＋阻挠采访。

阻挠型反应的根源通常是对媒体缺乏足够了解，曾被媒体"中伤"，或缺乏有效舆论引导手段。通常媒体掌握了医院所发生的"不光彩"类事件线索，如医生受贿，面对媒体的采访要求时医院采取阻挠措施，如避而不见、遮挡镜头、推三阻四、回避问题等。有的对自身机构或涉事人员采取包庇、护短的态度，甚至企图遮掩事实，或与记者发生言语冲撞、肢体冲突，导致处于非常不利的境地。

近年来，随着原卫生部新闻办举办的"全国构建和谐医患关系与新闻系列培训"的展开，以及媒体的发展和医院对媒体认识的增强，导致与直接采访记者发生冲突的事件呈下降趋势，但在部分地区仍然存在。如，据人民网北京2017年12月7日《一记者医院采访遭殴打　医院院长等12人被刑拘》一文报道，某省广播电视台《都市热线》栏目持续关注该省一县人民医院"天价停尸费"一事。而在2017年12月4日，记者再次前往该县人民院进行采访时，竟遭到多人殴打，其间还被关进太平间数十分钟。该县公安局官方微博发出消息，该县人民医院院长、原副院长及医院保安等4人涉嫌非法拘禁被依法刑事拘留。随后5日晚，该县人民政府发布《关于××广播电视台记者被县人民医院相关工作人员阻拦和殴打一事处理情况的通报》。通报称，县警方已对涉及打人的6人进行了行政拘留；县卫计局对县人民医院院长做出停职检查，对涉事的副院长给予撤职处理，责成医院对被打记者进行治疗、赔偿。上述例子应引以为戒。

案例1-1　河南商丘某医院转变媒体观念

河南商丘某医院在认真反思被媒体"围追堵截"的窘况后，积极转变观念，真心善待媒体，积极改善与媒体的关系。2008年该院产科三起产妇死亡事件、高压氧燃爆事件被媒体热炒，致使医院承受了巨大的社会压力。经过认真反思，医院认为一味地抵制、回避、置之不理只会激起媒体的好奇、敌意，使突发事件处理复杂化。故该院在加强管理、严格控制医疗质量与医疗安全的基础上，转变理念，真心实意地与媒体建立起互信、沟通、协作的新型关系。采取了加强与媒体的日常沟通联系，改善医院社会舆论环境的措施：

1. 聘请新闻媒体同志担任医院义务监督员，半年开一次座谈会，邀请参加医院重大活动等。

2. 突发事件发生后，第一时间主动向媒体通报情况，取得媒体信任和支持。

3. 成立宣传科，建立新闻发言人制度，热情接待到访媒体。

4. 关注网络、论坛等网媒体，及时回应网民反映的情况，树立认真、负责、客观求是的医院形象。

5. 适时、适度地做好媒体正面宣传报道，扩大医院影响力，提升美誉度。

（二）沉默反应型

沉默反应型的特点是不发言＋可能行动。

"沉默反应型"即不对媒体报道采取回应，但可能对报道中所指问题私下采取实际处置行动。沉默通常对首篇负面舆论报道或舆情事件持侥幸心态，并对后续报道、评论保持沉默，以为保持沉默可使舆论自动平息。

从以往多个持续较长时间的负面事件系列报道来看，如果一个话题足够热门，通常第一周，每天会有媒体跟进报道，公众保持持续关注。当到了首篇发布后的第二周，媒体往往认为对事件新闻价值的发掘已经到了一定程度，而公众就事件本身所接受的信息趋于饱和状态，再报道过量信息便会产生心理厌倦。因此，一热点事件的媒体报道通常持续两周，此期间对媒体施加影响，可以被媒体关注和报道。而此后，事件引发舆情状态往往由显性转为隐伏状态。两周期间，如果有新的热点事件出现，有可能前一事件的报道会中断，公众的注意力很快被新的热点所吸引。

沉默反应型通常出于以下几种情况：其一是对于媒体舆论引导缺乏信心，担心回应会导致形势更恶劣；其二是医院在事件中存在瑕疵或问题，担心回应会给医院带来负面影响；其三是以为沉默可以使事态自然平息下去。但从公众和媒体的角度看待医院的"沉默"可能有三层认识：（1）默认舆论传播的内容。（2）拒绝公开，有隐情。（3）认为此事与公众无关，只作内部处理，不向舆论作出回应。往往前两种认识是最普遍的。

（三）适度反应型

适度反应型的特点是积极回应＋改善行动。

适度反应型，即适度对媒体报道、负面舆情作出新闻回应，如通过新闻稿、发布会等形式与媒体、公众沟通，保持信息透明，同时采取适当的管理措施做出实质性改善。参案例1-2深圳儿童医院"八毛门"事件的媒体应对。

案例1-2 深圳儿童医院"八毛门"事件的媒体应对

2011年9月5日，深圳市龙岗区一牙科诊所医生陈先生向媒体报料称：8月19日刚出生的儿子因腹胀，21日转入深圳市儿童医院，24日，医院出具病情告知书，诊断疑为先天性巨结肠，建议进行造瘘活检手术，手术费超过十万。陈先生签字拒绝手术，25日带儿子到广州市儿童医院就诊，称接诊医生开了八毛钱的药，"孩子就治好了，能吃能拉"。陈先生怀疑深圳市儿童医院过度医疗，要求医院撤销科主任，退还3900元住院费，赔偿10万元。

此事引发网上热议，基本上都是一边倒地指责医院。事件随后引发医患信任危机，深圳市儿童医院多名患儿因"八毛门"事件影响，患儿家属拒做手术，导致病情恶化。

9月7日，深圳市儿童医院召开新闻发布会称，所有诊断治疗符合诊疗规范。患儿在广州和深圳是处于不同疾病阶段，当时要求患儿做造瘘活检手术有指征。10万元手术费用医院从未提过，手术约需2万元。

9月12日，该患儿因病情反复，再次进入广州市儿童医院治疗。广州市儿童医院称症状较重，两次洗肠后家长签字要求出院。2011年10月19日，患儿在武汉同济医院小儿外科被证实患先天性巨结肠并做手术。28日康复出院，手术后宝宝体重增长1千克。治疗费用为2万4千元。陈先生委托武汉同济医院向社会公布了他的一封感谢信和致歉信。

深圳市儿童医院10月28日公开回复：（1）我们听到陈氏宝宝成功地实施了手术的消息，感到非常欣慰。希望孩子早日康复，健康快乐成长。（2）医院呼吁大家给予家长充分的理解和宽容，让孩子在安静的环境下安心养病，早日康复。（3）如果陈氏宝宝回到深圳，有医疗保健需求或需要后续治疗，我们医院将一如既往地为宝宝提供良好的医疗服务。（4）感谢所有媒体和社会各界人士对深圳市儿童医院发展的关注，也感谢大家对医院工作的鞭策。我们在今后的工作中，将会进一步加强医患沟通，不断提高医院的医疗技术和服务水平，为广大少年儿童提供良好的服务。

（四）过度反应型

过度反应型的特点是不当回应＋不当行动。

过度反应型指以过激行动作出回应，回应强度超出正常范围，以致制造出新闻热点，吸引公众持续关注。例如，某市一位行政人员参加"非法行医监管"主题的节目录制，因不满意同台律师所持的批评观点愤而离场。后这段夭折的节目视频被冠以"卫生局官员发飙"的标题上传到网络，引发数十万次点击。事后当事媒体虽受到批评，但给该机构带来了一定影响。又如，近年来，南方某医院为应对医患纠纷，要求医务人员戴钢盔上班、为医生配备警棍，扭曲了医患关系，加剧了医患双方的对立，舆论反响不好。

第二节　对医院舆论危机的认识误区

假如你是一家三甲医院院长，一名记者到你所在的机构采访一起医疗纠纷，这起纠纷的情况你比较清楚，你可能采取的行动是：

1. 祈祷记者因个人原因临时取消到医院的采访。
2. 派人牵制记者，并与记者所在媒体负责人联系取消采访。
3. 当被告知有记者要来，以正当理由巧妙回避。
4. 通知相关部门做好信息准备，并安排副院长接受采访。
5. 放下手头工作，主动与媒体见面。
6. 依靠自己的经验或能力，从容接受采访、表达观点。
7. 其他。

你的答案是什么？无论选择哪一项，都反映了你在面对记者采访要求时的心态，或主动或被动，或积极或消极。若在声誉管理上存在着一些认识误区，正是这些认识误区导致了危机应对的不力，认识误区主要表现为：

一、认为舆论危机防不胜防

有人认为声誉是他人头脑中形成的想法，这种想法来自公众听到、看到、读到的，然后再把这种想法进行谈论和传播。控制他人想法已经很难，预防舆论危机又谈何容易？

危机不可预测但却可以预防。舆论危机的形成与发生有其规律，并不是平地起风波、无风三尺浪，而是经历了发酵与酝酿的潜伏阶段。及早发现和处置，可以通过良好沟通及时化解。通过日常新闻活动与媒体建立互信关系，有助于危机中传播的信息得到正确解读。建立一套完整的危机应对预案，有一套高效快捷的新闻宣传运作机制，完善的舆情监测机制，以及加强机构全员的新闻宣传与声誉管理培训，做到一个口径对外，都可有效预防声誉危机或将其影响降低到最小。

二、对"一边倒舆论"发声无力

"一边倒舆论"即传播学上的"沉默的螺旋"，指一方的沉默造成另一方意见的增势，使优势意见显得更加强大，这种强大反过来又迫使更多的持不同意见者转向沉默。大众传播通过营造"意见环境"来影响和制约舆论。传播媒介对外部世界的报道不是"镜子式"的反映，而是一种有目的的取舍选择活动。

医院可以通过多个途径影响媒体的报道，如主动向媒体提供新闻事实、不同视角的信息产生影响；通过上级机构或第三方来代机构发言或为机构证言；联合多家媒体、医院、自媒体等力量进行集体发声以引导舆论等。如2016年湘潭产妇死亡事件，事件初期舆论一边倒，后来多家机构、医院、媒体、自媒体参与发声，舆论最终发生了向有利于医院和行业方向的翻转。

三、"敏感"话题不敢发声

医院对"敏感"话题，如医改、社会责任承担、传染病救治，甚至本机构存在的管理问题等话题，往往不敢轻易表态。根本原因往往是不明确表态边界，唯恐越权越界，或者担心表态失误，反致敏感话题不当传播给机构带来负面影响。

首先，敏感话题有其特定环境因素，一个阶段敏感的话题到另一个阶段可能就不敏感了。这是因为随着社会的进步、人们认识的提高、广泛的宣传，敏感话题脱敏了。比如，对艾滋病以及对艾滋病人的歧视与误解，经过二十多年健康知识宣传和普及的不懈努力，人们不再谈"艾"色变。

其次，话题本无所谓"敏感"与"不敏感"之分，关键在如何表述。"敏感"话题所以存在，是因为该话题公众未获得有力解释、存在误解。但凡敏感话题，必定存在一个甚至几个公众与相关机构之间的认知盲区，回避只能使敏感话题更敏感。媒体以其"把关人"的职能特性，创造了我们头脑中象征性的想象，这些想象有可能与我们经历的"外在"世界完全不同。要改变公众的成见，就离不开媒体这个现实世界和我们头脑中对这个事件想象之间的主要连接物。

最后，针对"敏感"话题，做到守土有责，界定清楚所指的具体问题，就机构自身情况来谈，将问题"隔离"在局部，并从事件所带来的积极意义方面来表达，可使"敏感"话题不再"敏感"。

四、认为增加曝光就能建立声誉

宣传不是化妆，只在表面涂脂抹粉。而是要秀外慧中，由内而外打造，要从内部建设抓起。树立以维护医院声誉为荣的价值观，从时间、资源等方面体现对舆论管理的重视，在医院管理中尽量做到公平，在出错时勇于承担责任，对遵守道德、维护医院声誉的模范行为给予奖励，将医院声誉内化为每一位员工的荣誉感与责任。只有行为正确了，增加曝光度才有助于建立声誉。

突发事件及时恰当发声。在突发事件中，媒体与公众对事件真相充满期待，此时给予信息如同给饥饿的人一块饼干，满足对方的需要，又可以使机构声誉得到有效建立与维护，无论在灾难救援，还是医院安全事故、违法违规事件中都是如此。公众能否接纳一家机构，重点在于其价值观是否正确，尽管机构或个人出错，但态度端正、积极改正仍能获得公众谅解。

在日常宣传中，传播情怀，以情感人。如海南某医院经历 70 小时手术，三名医生累躺在手术室地上、医生双膝跪地为小病人做口腔手术等。传播文化，以文化人。中国健康教育中心协助拍摄的 33 集电视剧《医者仁心》，客观把握医疗关系，不仅指向医者内心的一隅，更能够让医患的心走近并相通。2017 年中央电视台庆祝全国卫生与健康大会 1 周年的"健康中国"专题节目中，一则双人朗诵节目，以一位手术失败的医生与患儿母亲的内心对白直击人心，节目中医生发自肺腑的"疲惫、难以言说的疲惫"直抵人心，听毕观众潸然泪下。传播评论，以理服人。通过官方媒体或医生自媒体，对医疗卫生领域有影响的事件的发声来表达态度。如对其他机构的医患纠纷处置等热点事件从自身机构角度进行客观评论，进行舆论疏导。

五、认为缺乏有力的传播手段

多年前，刚开展全国新闻宣传巡回培训时，常有参加学习的院长带有顾虑地问："我们可以与媒体联系吗？"这个问题，可能囿于当时对医院职能的定位、新闻宣传的理解和对媒体功能的看法。经过多年的宣传与培训，近年来这个问题被问到的次数少了。

首先，医院作为公共医疗卫生服务提供机构，需要向公众依法公开信息。2008 年 5 月 1 日正式实施的《政府信息公开条例》最后一条强调，医院等"与人民群众利益密切相关的公共企事业单位在提供社会公共服务过程中制作、获取的信息的公开，参照本条例执行"即明确了医院在信息公开中的义务。

其次，媒体是社会公器，承担的是社会瞭望职能，必须为社会发展、公共服务提供信息。因此，医院与媒体在信息上互为供需关系，关键是善待、服务记者。除日常为媒体提供工作中发现的报道线索、突发事件中提供充足的权威信息、邀请媒体记者到现场实地采访外，也可为媒体提供培训、学习、讨论机会，如组织记者到医院实践、组织记者模拟演练发布会等，也可组织优秀新闻评比或展示、出版健康报道集等，以建立与记者顺畅的沟通渠道。

医院对外的声音传递渠道又不限于媒体，医院的官方网站、微博、微信平台、客户端、APP 和医生的个人微博等，以及开展大型活动、面向记者的培训等，都可以建立良好的对外传播渠道。

医生的微博、微信是很好的传播平台。知名医生的个人声誉是机构、行业声誉的良好承载者与传承者。很多医生把日常工作、对医疗工作的思考发在微博、微信上。微博、微信是医生的扩音器与独创发行的、有影响力的传播通路。医生在医疗过程中有诸多患者，便于获得粉丝及追随者，形成一定影响。同时，由于微博、微信公众号等亲民、个性化交流的特点，与官方的发布会不同，易于被作为真实、可靠的信息接受。但要使医生在繁忙工作外把经营微博作为分内事用心去做，需要一定的制度支持以使其可持续。此外，在突发事件中，医生个人网络平台也是传递信息的便捷途径。

第三节　突发事件沟通原则

分析多个突发事件及其应对案例，可以发现其中的规律，即效果较好的媒体应对通常遵循一些共同的原则：尊重公众情绪；建立信任优先；主动承担责任；解释信息盲点；一个口径对外。

一、尊重公众情绪

突发事件沟通失败的原因有很多，但最基本的通常有两点：批评人们对于风险的本能的反应；只注重"事实"或"技术"，而不注重人们的"感受"。尽管有时突发事件带来的困难或危险仅仅是舆论层面的，但公众的不良情绪是真实的。公众不良情绪有以下几种：不满、痛苦、反对、恐惧、恐慌、失望、埋怨、不解、困惑等。不良情绪强烈有以下两种情况：一种是事件低危害，公众不满情绪强烈。公众的反对强烈，主要是对进行事件信息发布和沟通的人不满，实际所造成的危害低。另一种是事件高危害，公众不满情绪强烈。受众范围广，情绪骚动不安，公众不满情绪比可"管理"的程度还强烈，加深恐惧和痛苦。

在紧急状况下很难出现"零情绪"，人们感到不良的情绪感受是正常的生理与心理反应。而且，必须认识到，只有足够的恐惧才会引起警觉和谨慎。这时如果一味讲技术问题，不仅不会使公众平静下来，发言人的"技术辩解"还可能被认为是傲慢之语或推托之辞，以致公众丧失对机构的信任。

尊重公众的情绪，对公众进行情绪管理的关键在于发言人、事件处理者的言行和态度。突发事件中，对待公众情绪应遵循以下原则：容忍事件早期公众的过度反应；不嘲笑公众的情绪；表现出发言人人性的一面；表现出同理心；调动公众的积极情绪与反应等。

人们易于接受同"我"一样人的观点，特别当对机构存在信任缺失现象时，同理心可以消除排斥感。如对待媒体就患儿在就诊过程出现纠纷的采访，可以这样措辞："我也是一个孩子的父母，我理解这样的事发生在孩子身上，做父母的都很紧张。"

当人们不能够确定他们应该怎样担心才对或者内心矛盾重重时，常常会在发言人似乎是在极力地打消他们的顾虑时变得更加惊慌（自相矛盾）。随即就会产生愤怒和怀疑，而且在事实证明比预期严重时，会失去对机构的信任。如果一味为了安抚民心，而单方面强调某类事件发生的概率微乎其微，公众往往会更加关注此类事件可能带来的危险。

二、建立信任优先

《韩非子·喻老》中《扁鹊见蔡桓公》的故事大家耳熟能详，扁鹊三见蔡桓公三次进言有疾需医，桓侯三次不悦并终死于疾患。扁鹊为什么没有能够顺利使蔡桓公遵从医嘱，获得有效治疗？固然与蔡桓公的固执有关，关键在于蔡桓公不信任扁鹊。扁鹊在与患者蔡桓公的沟通中，惜字如金，使蔡桓公质疑他是否为了自己的名声而治疗，另外扁鹊讲要采取医疗措施的建议时，未讲出判断依据及治疗手段，更未对自己的医疗能力进行介绍，导致蔡桓公错失治疗良机。所以说信任是一切沟通的基础，没有信任有效沟通就无从谈起。

（一）信任的四个层次

每一次沟通都是或在建立信任或在摧毁信任。信任是易碎品，信任一旦缺失，则很难恢复。而且重要的是，信任无法突击获得，要在危机发生前建立，否则一旦危机发生，常会面临舆论困境。

公众的信任度分四个层次，对个人、对机构、对行业、对国家。国家形象可以靠行业形象来带动，行业形象则需要一些有影响力的机构来提升，机构的信任度需个人来弥补。而从个人的角度来说，影响个人信任度最重要的因素是：动机、态度与能力。动机，即一个普通人或一位发言人通过言行展现给公众的，发言动机是否单纯，是为单位还是为公众，是为自己还是为大家？态度，即是否真诚、开放，有没有故意隐瞒？能力，即专业背景如何，他是否有发言权、有决策权等？

（二）建立与摧毁信任的做法

这些是建立信任的做法：坦率的话语、负责任的态度、操持透明度、公开性、难题共享、承认错误以及道歉，这将获得媒体尊崇、群众支持及声誉的提升。

以下是摧毁信任的做法：保持沉默、半真半假或部分真实、简单否认指责、过度令人放心的承诺、对错误进行掩盖等，这极易招致媒体更多的负面报道。

（三）关于出错时的道歉

当机构发生突发事件，对公众造成了一定影响时，包括生活、工作或情感、健康或安全等方面，就需要考虑向公众公开道歉。以下是关于公开道歉常被忽略掉的几个事实：

1. 有错误一定要道歉，但不一定有错误才道歉。

2. 道歉是代表重视与对方的关系。

3. 公开道歉可以首先占领道德制高点。

4. 道歉可以带来情感的接纳。

5. 道歉代表着信息透明。

6. 道歉可能是建立信任的第一步。

如何公开道歉？首先，不要害怕机构弱点，把它们提出来。其次，对失误事实描述要具体，尤其涉及数字时，并给予更多细节。道歉中要关照受影响的各方利益相关者。同时要举一反三，提出弥补过失的办法。道歉时厘清内容顺序，务必道歉第一位、解释第二位，如果先解释再道歉，给公众的感觉是不够坦诚。另外值得注意的是，解释不能代替道歉。

据媒体《富平被拐婴儿获救三买主被拘》报道，在富平县妇幼保健院婴儿被拐事件发生后，按当地风俗，孩子出生第 20 天算"满月"。该院原院长带着鸡蛋、鲜花来到位于二层的病房看望来国峰一家。但王莉的出现，并没有受到家属待见。家属当场表示不接受院长的道歉。来国峰把王莉送的鲜花扔了一地，鸡蛋也被砸了，蛋清蛋黄散落在窗户和病床上。双方发生了争吵，最后王莉被劝开。据被拐婴儿父亲来国峰说自己情绪很不稳定，他说，孩子失踪之后，院长从来没有来病房看过他们，而孩子刚刚被送回来，她就来了。此案例中，信任的极度缺失使被拐婴儿家属没有立即接受道歉，说明在婴儿被拐这样重大的突破道德与法律底线、极度伤害婴儿家长感情的事件面前，一般的道歉给人感觉诚意不够，道歉要尽早，必要时多次道歉。以上为处理医患关系时的道歉，与公开道歉的原则是相通的。当然，并非所有的事件都需要公开道歉，需要根据事情的影响范围、事件的性质来判断决定。

案例1-3　医院就患者挂号卡被恶意改名道歉

据2011年12月30日新华社报道，12月27日，凯迪论坛上发表了一则《××肿瘤医院太缺德，竟给病人改名》报道。该名网友说，事情发生于今年8月底，朋友的表哥，身患结肠癌的张某前往某大学附属肿瘤医院就医。8月29日下午，有名好心护士发现患者有一项费用多收了，就在发票上写了几个字交给患者家属，让他们去收费处把多收的费用拿回来。但收费处的收费员王某态度冷淡且不同意退费，双方发生激烈争吵。最后签字的护士出面，收费员才极不情愿地把钱退给了患者。第二天患者再去就医时，却发现就诊卡及电子显示屏上的叫号姓名都被改成了"张去死"。患者和家属都感受到了极大的人格侮辱，坚决要求退掉该发票并把姓名改过来。可对方告知，这些信息已存进系统无法修改，只能重新挂号。在向院方投诉后，患者家属提出要求医院和当事人公开道歉。

该大学附属肿瘤医院29日晚终于就此事做出公开回应。院方新闻发言人接受采访，王某私自将患者的信息调出，并变更其姓名，医院对当事收费员的行为提出严厉批评。发言人说，院方和当事收费员从始至终都没有像网帖中说的那样与家属孙某发生口角。医院9月1日便公布了该事件的处理结果：当事人王某留院察看1年，罚款1万元；科内深刻检讨，全院通报批评；留院察看期间如果发生任何违规违纪行为，立刻解除聘用合同。事后，王某向患者家属递交了书面道歉信，并先后50多次向患者家属电话短信道歉，表示愿意补偿损失。医院新闻发言人说，医院有关领导、科室和接待员先后多次向患者和家属道歉，但患者和家属对医院处理结果表示不满意，并坚持要将王某道歉信在医院门诊大厅的电子导医屏幕上滚动播出。考虑到该电子屏幕涉及医院挂号系统，改变其功能将影响其他患者正常叫号就诊，医院始终无法与患者达成协议。

三、主动承担责任

责任是危机事件中的核心要素。主动承担责任是建立信任的关键一步。主动承担责任，首先强调承担责任的边界，指的是所担负责任范围内的责任，守土有责、不大包大揽，当然，如果舆情需要、客观条件允许情况下可以承担更多责任。

为什么要主动承担责任？出现危机事件时，机构负责人往往心存侥幸，希望坏消息悄悄地说甚至不说，而机构因为不肯承认微小的错误或不肯把问题隔离在一个小范围内，常导致影响了组织整体的形象。另外，在面对问题时，有的机构负责人不由自主地说出含糊不清的话，这些并不会挽救机构形象。因为公众对于事实的认定有其观点，模糊的话语反而使公众有了猜想的空间，使信息更趋于混乱。唯一的办法就是实事求是，对于应承担的责任主动承担，对疑问表示尊重、尽量给予解答，并进一步介绍采取了什么措施来纠正。

主动承担责任，就是勇于承认错误、不足和过失行为，并在需要时道歉。"主动承担责任"应注意以下几点：

1. 尽量由当事机构处理并发言。

2. 事态严重时请上级机构协助处理发布。

3. 承认局部存在问题。

4. 主动为问题定性（如承认是发展过程中的问题，或者原有规定不能适应自身、社会、变化了的情况等）。

5. 承认问题可以使对立面缩小至问题部分。

6. 举一反三，给出避免出现类似问题的解决方案。

不要试图保持完美。试图保持完美的企图一开始就错了，因为作为任何一家机构，即使管理措施再完备也不可能没有缺点。尽管完美的形象是每一家机构的不懈追求，但是试图保持完美形象的代价是十分高昂的。一旦面临对医院管理、医疗服务、医疗质量的指责，要传递的核心信息是：我们也有缺点，但我们一直在努力，我们采取了措施来避免更多错误出现。

案例1-4　深圳港大医院器械缺损主动担责

据2015年7月22日《中国青年报》报道，深圳港大医院一次在对一名女性患者做手术后，护士清洗医用器械时发现分离钳的末端有3毫米缺损，因未能在手术室找到缺损部位，医护人员认为，不排除滞留患者体内的可能。此时患者已出院。医院立即找到患者，说明情况。"按固有的想法，告诉患者手术器材碎片落在她身体里，这不是找事吗？"医院病人关系科负责人说，"3毫米对身体不会造成影响，即便会面临索赔，病人也有权利知道"。果然，该患者被告知后不禁疑惑："知道没有影响，还告诉我？"就在病人关系科这个小会议室里，该负责人、科室主管、手术主治医生等人，不断向患者承认错误。一个半小时的沟通后，医院承诺，只要患者要求，每年为其提供一次全面体检。即便如此，患者离院回家后，该负责人仍给患者寄出一封信，再次道歉，说明3毫米对身体无影响。一个月后，又发出第二封信，问候对方，又一次道歉。

四、解释信息盲点

传播学者李普曼认为，现代社会越来越巨大化和复杂化，人们由于实际活动的范围、精力和注意力有限，不可能对与他们有关的整个外部环境和众多的事情都保持经验性接触，对超出自己亲身感知以外的事物，人们只能通过各种"新闻供给机构"去了解认知。因此，媒体传播中存在着"拟态环境"理论和"刻板成见"现象。所谓"拟态环境"并不是现实环境的"镜子"式的再现，而是传播媒介通过对象征性事件或信息进行选择和加工、重新加以结构化之后向人们提示的环境。

然而，由于这种加工、选择和结构化活动是在一般人看不见的地方（媒介内部）进行的。由于媒介素养及相关教育的缺乏，通常人们意识不到这一点，而往往把"拟态环境"作为客观环境本身来看待。而"刻板成见"指的是人们对特定的事物所持有的固定化、简单化的观念和印象，它通常伴随着对该事物的价值评价和好恶的感情。刻板成见可以为人们认识事物提供简便的参考标准，但也阻碍着对新事物的接受。

以上原因导致公众与专家在信息理解上存在客观差异，我们称为"信息盲点"。我们不得不关注以下事实：

1. 人们不会总以同样的方式感知风险。

2. 当公众感到非常害怕或者愤怒时，就会认为风险很高，而且这种感知是实实在在的。

3. 风险主观感知与客观风险存在差异。

4. 人们对极小概率事件的判断是非理性的。

沟通注定要解决一个进退两难的困境：致人死亡的危险和令人恐慌的危险常常是截然不同的。在信任缺失的情况下，公众会不自觉地把两者等同，机构需要就信息盲点向公众作出解释。关于危机的认知心理学研究表明，公众判断什么是危险的、什么是应该害怕的和应该多害怕，与他们对政府的信任程度的高低密切相关。这种信任度越高，公众越不害怕；相反，信任度越低，越害怕。

要降低公众的恐惧情绪，措施之一是就可能的坏消息发出预警。可以提前告知坏消息；做到信息透明；要告知公众可能的坏结果，告知公众你的担心。如果透明地告知公众可能的坏结果，公众不仅不会对告知者产生愤怒，相反会感谢发言者并作出应对准备，而且公众会认为坏结果不应由你承担。

另外，也许我们进行新闻回应时可以从以下几个技术角度出发：

首先，承认不确定性。要表现出你能够承担这些不确定并且还在采取行动，至少要承认那些公众确实知道或可能会发现真相的事实，要在危机结束、问责开始前及早承认。

其次，清楚地说明官方意见、预测和政策改变的缘由。

最后，清楚地说明固有印象对人判断的影响。人们在学习与他们先前的知识、经验或直觉相冲突的信息时会有些困难，先前存在的信念和感受形成了一个刻板印象阻碍了新信息的获得。讲清楚这之间的差异会很有帮助，首先为他们一开始的态度立场找到了正当理由，然后再进一步解释其他选择方案。

案例1-5 中央电视台《面对面》王志专访吕厚山

2003年非典期间，北京大学人民医院因院内出现感染而被整体隔离。面对公众的非议和质疑，解除隔离后走出医院的院长吕厚山第一时间接受了中央电视台《面对面》主持人王志的专访。以下选自央视采访文字实录。

王　志：你们医院应该是新中国成立以来第一个被整体隔离的医院。

吕厚山：所以我觉得非常对不起大家。

王　志：人民医院，人家给你们取了另外一个名字叫人民疫院。

吕厚山：我在网上看到了，我非常伤心。

王　志：拒诊过病人吗？

吕厚山：没有拒收过病人，从来没有过。

王　志：那网上也有议论说作为院长您应该负刑事责任？您怎么看？

吕厚山：作为医院法人，我绝不会推托，我愿意承担我应该承担的责任。

王　志：您为什么愿意跟我们面对面？

吕厚山：我就是想告诉你，人民医院的职工在这个过程当中他们不是孬种，他们做了非常多的贡献。

王　志：但是要重新建立这种信誉，可不那么容易。

吕厚山：我相信你说的话，我觉得是对的。信誉也不是一天建立起来的。也不会因为SARS这一场灾难把信誉全部打倒。很多病人很了解我们情况，他们很信任我们，所以我是觉得我不会垮，我们医院不会垮。

王　志：您觉得还会有病人到你们那去看病吗？

吕厚山：我相信会有。因为人民医院是第一所中国人自己盖的医院，拥有85年的历史了，在这85年当中，由于拥有各领域的专家，他们的声望是很高的，所以我想他们还会来的，只要我们做得好。

五、统一口径对外

美国新闻学家麦尔文·曼切尔说，"消息来源是记者生命的血液"。突发卫生事件新闻报道中，记者对于信息的需要是巨大的。突发事件新闻应对要作为突发事件处置的重要组成部分，要保证信息传播的准确、及时、迅速，就要保持统一口径对外。

要做到统一口径对外，就要事先建立新闻发言人制度及突发事件传播预案制度，并在制度框架内运行。在突发事件中，迅速启动危机传播预案，成立新闻组或信息组，指定一位新闻发言人并全程参与事件处置，把新闻发布作为事件处置的一部分，明确信息发布审核流程，设专门场所和人员负责采访接待并提供帮助，并建立单位内部沟通渠道。避免出现多头发布、信息相左的情况，一旦出现上述情况，迅速采取措施纠正。

突发事件中的信息发布，要克服对舆论漩涡的恐惧和对媒体的担忧。宣传部门与业务部门应分工合作，避免互相推诿。在突发事件应对中，要保证口径一致，就要邀请业务部门与宣传部门共同参与应急小组、出席事件处置与应对的重要会议。并且保证机构内部有关人员要了解事态并了解新闻宣传归口管理制度，避免向媒体发表不宜公开的言论。

案例 1-6　浙江省萧山某医院配错药的媒体应对

据《浙江在线》2014 年 7 月 4 日报道，何先生儿子苗苗 10 月 16 日出现感冒症状，遂带孩子去浙江省萧山某医院检查。10 月 18 日上午，该院医生开出的处方上，药品分为 3 组，其中一组为 "4∶1 注射液配阿莫西林克拉维酸钾粉针"，另一组为 "葡萄糖注射液配阿奇霉素注射液"。19 日上午再带儿子去医院输液时，一位护士突然发现昨天给孩子输液时弄错了药品。19 日晚上，孩子出现腹泻、呕吐症状，家长担心孩子出问题，要求医院对此给个说法，但一直没有得到满意答复。于是，孩子的父亲何先生向杭州 12345 市长热线做了反映。"医院也没请权威部门给个说法，我现在不想谈什么赔偿，只想知道用错药，对孩子身体健康有没有影响，医院需要给我一个书面保证"。何先生说。

事情发生后，何先生与医院交涉，他希望医院能带孩子去权威部门做个鉴定，确认用药影响情况，"但医院不肯，说要做鉴定就在他们医院做，出了这样的错误，我还敢相信这家医院吗？"何先生说。

23 日下午，记者与何先生一起来到该医院了解情况。该院党政办一名姓解的主任听说此事后，表示并不知情，让一名工作人员领着去找医政科了解。

该院医政科一名姓姚的副科长听说此事后，承认"医院护士确实存在操作失误，将药品弄错了，但对于患者的治疗没有影响"。

何先生希望医院能出具书面鉴定，保证孩子不会因此出问题，但姚副科长却反问他说：你希望得到什么样的保证？和你说了不会有影响的。

双方一度发生口角。姚副科长随后又找来护理部主任，说此事已由她负责处理，随后便拒绝了记者采访。

这位护理部主任解释，他们用药操作时确实存在失误，因为没有按照医嘱处方配药。但她同时表示，这一"错误操作"不会对孩子身体造成不良影响，是可以"接受"的错误。

输液室护士长钱红燕还特意拿出一张当天的处方，以证明"4∶1 注射液"与"阿奇霉素注射液"可以搭配使用。"其实我们也赞同何先生带孩子去做鉴定的。"钱红燕说。

23 日下午 5 时许，记者来到萧山区卫生局，医疗争议协调处理办公室徐先生了解此事后明确说："萧山某医院工作人员没有按照医嘱准确输液，是由于护士没有严格执行"三查七对"制度的原因，存在操作失误。据我们所知，目前孩子没有出现明显的不良反应。医院对这件事具体如何处理，我们还要继续了解"。"这次事件应该分两个层面来看，首先医院工作人员没有按照医嘱操作，肯定存在问题。其次要看对病人造成怎样的影响。应该说，阿奇霉素注射液用在上述两种溶液中，原则上均没有大影响。"卫生局另一名徐姓工作人员说。

记者随后采访了一位不愿透露医院和姓名的省级知名儿科专家，他认为医院给病人输液时，没有按照医嘱操作肯定不妥，所幸阿奇霉素注射液放在含有氯化钠的 4∶1 注射液中，一般没什么关系。孩子的腹泻症状，与药物本身反应可能有关，也可能是现在常发的秋季腹泻。家长如果不放心，可以带孩子再去医院检查一下。

23 日晚 6 时，浙江省萧山某医院护理部主任给记者打来电话，说今天医院将开协调会处理此事。

第四节　突发事件沟通策略

传播学是研究人类一切传播行为和传播过程发生、发展的规律以及传播与人和社会的关系的学问。简言之，传播学是研究人类如何运用符号进行社会信息交流，是研究社会信息系统及其运行规律的科学。其研究范围包括自我传播、人际传播、群体传播、组织传播及大众传播，目前研究主要侧重于大众传播。本节将从传播学四个角度探讨应对策略：时机策略、对象策略、信息策略、渠道策略。

一、沟通时机策略

抓住应对时机非常重要。如果在第一阶段立即作出响应将有助于避免媒介事件的发生。英国危机公关专家里杰斯特曾提出关于危机处理的"3T"原则，即"Tell your own tale"（讲出你的故事）、"Tell it fast"（尽快提供情况）和"Tell it all"（提供全部情况）。

"尽快"是什么时候？是指第一时间告诉媒体现在情况如何，并要意识到"尚无可靠结论"或者"没有任何确切消息"本身也就是一条重要信息，不必等到一切搞清楚再作发布。它能够有效防止错误、虚假信息的出现和蔓延。同时，不应该因害怕出错而错失信息发布第一时机，造成舆情的进一步扩散。

根据以往突发事件处置的经验，常进行新闻发布的时间节点总结如下。

回忆你所在机构上一次突发事件处置，其信息沟通属于以下哪一种情况？

1. 变被动为主动，在媒体关注前第一时间发布。

2. 媒体打来第一个采访电话后。

3. 应媒体采访要求，初步掌握情况后。

4. 看到媒体上首篇有关事件的报道后。

5. 多家媒体广泛关注后。

6. 查清楚事件原委，常在 1 周以后。

7. 事件完全处理结束，常在 1 个月以后。

8. 待事件被媒体、公众淡忘，始终不作发布。

对比发布时间节点的同时对比发布效果，通常越早向媒体、公众透露消息的，对事态的把握度越高，被媒体和公众的信任度越高。

媒体沟通常见的误区是，因对事实掌握不够而无法或不作第一次有效回应。实际上，沟通的时机策略不是"先说了以后再做"，也不是"做了以后再说"，而是"边说边做""边做边说"，而且还是"一次一次地说"，不是一次把话说完。

如果要迅速发布，掌握的事件信息又确实有限，这时应该怎么做？该怎么说？说些什么？

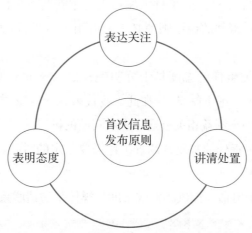

图 1-1　突发事件首次信息发布原则

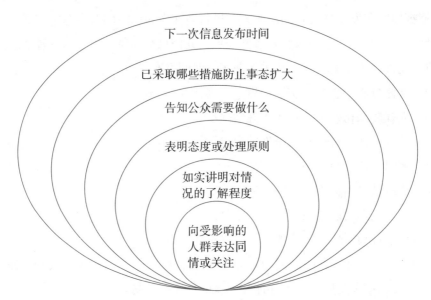

图 1-2　突发事件首次信息发布内容

突发事件首次发布信息模板

对于近期发生的 ×××× 事件（注：机构重新赋予事件一个客观公允的简称，如不同意媒体对事件的说法则务必不要沿用），我院高度关注，已积极安排有关人员调查此事。

我院一向对此类事件的态度是十分明确，如 ×××× 则 ××××（例如，如属实一定严格处理，绝不姑息）。在此，我代表 ×××× 向可能受到此事影响的 ××××（注：列举利益相关公众）表示真诚的歉意。

为给公众一个负责任的答复，调查工作需要一定的时间。如有最新进展，我们将及时向媒体公布。

欢迎拨打我们的电话，提供线索或帮助。媒体采访请联系宣传科。

热线号码：××××××××

宣传科号码：×××××××××

那么如何在第一时间快速回应媒体报道？以肯德基滤油粉事件为例。

《华商报》2007年3月8日发表报道"肯德基违规添加滤油粉，反复使用煎炸油"。报道一经刊出，立即在网友中引起了轩然大波。3月8日，肯德基向媒体回复称："滤油粉"是一种商品名称，其化学名称为"三硅酸镁"，目的是通过过滤和物理吸附，有效去除烹饪油中的食物残渣，确保烹饪油的品质，而"三硅酸镁"是一种国家允许用作食品工业用加工助剂。卫生部新闻办公室通过舆情监测关注到此报道，鉴于该公司涉及消费者面较广，且媒体求证，于是在9日当天迅速开展相关调查取证，并同时向媒体通报。"国家卫生部新闻办公室今天下午透露，针对昨天有媒体报道陕西肯德基连锁快餐店在煎炸油中添加'滤油粉'的情况，卫生部已委托中国疾病预防控制中心进行检测，同时对'滤油粉'在煎炸油中的残留情况及对人体健康的影响进行危险性评估。"3月10日发言人在例行发布会上承诺尽快公布调查结果。3月12日卫生部发布调查结果，证实"滤油粉"对人体无害。事件从媒体报道到公布结果前后不到1周，整个事件处置从媒体报道、积极回应到再次承诺、如期发布，有效避免了信息空窗期过长可能导致的谣言与恐慌。

案例1-7 安徽某医院网上视频发布伤人事件

2012年11月13日上午11时，安徽医科大学某附属医院泌尿科发生了一起持刀伤人事件，一男子砍伤多名医生、护士，逃离时被保安制服，随后被民警控制。

下午16时，医院召开小型新闻通报会，向多家媒体报告了该事件的进展。整个突发事件中死伤共5人：泌尿外科护士长戴某，左颈部刀砍伤，经抢救无效死亡；另外两位医生和两位护士受到不同程度的砍伤，经全力抢救，没有生命危险，正在积极治疗。卫生部门和医院方面对此高度重视，对死者亲属表示慰问，对受伤人员全力救治。凶手身份尚不明确，警方正在调查中。

该院在其官方网站上发布了事件新闻公告，并在网站上公开发布通报会视频。

在事件原因不明、凶手身份不明的情况下，该院第一时间通过小型新闻通报会，向媒体传达了所掌握的信息，避免了公众的恐慌，向关心事件进展的媒体和公众传递了所需要的信息。

二、沟通对象策略

确定沟通对象是突发事件沟通的第一步，也是很重要的一步。信息发布要全面考虑到不同的受众。只有对象明确，才能在突发公共卫生事件发生及处置过程中，明确重点沟通人群，根据其需求发布相应信息，从而做到有的放矢，达到较好的风险沟通效果。

事件沟通的对象"超越了直接受危机影响的那一部分人"。事件沟通时要尽可能考虑到与事件有关的所有群体、组织及利益相关者，如媒介、公众、企业及其他相关组织等。例如，据新华社报道，2017年4月8日就斯德哥尔摩暴力袭击事件，国家主席习近平向瑞典国王卡尔十六世·古斯塔夫致慰问电，对暴力袭击事件表示强烈的谴责。对无辜遇难者表示深切的哀悼，向伤者和遇难者家属表示诚挚的慰问。习近平表示，中国愿同瑞典和国际社会加强合作，为维护中瑞两国及世界安全和稳定做出积极努力。

（一）政府沟通

突发事件发生后，启动应急预案、开展突发事件处置工作的同时，要对事件性质、事态的严重程度、影响范围大小、舆情所处阶段及状况等进行预判，根据法律法规要求或事件处置需要，积极与当地卫生行政部门或政府部门沟通协调。

政府沟通汇报的主要内容包括机构自身应对和解决事件的资源和能力、处理事件的指挥能力、应对和解决策略、控制形势的机会和结果预判、救助计划开展的情况、法律义务的履行和经济贸易等问题。

政府沟通的原则主要包括以知情、知法和知政为前提；到位但不越权；全力做到协助支持政府推动突发事件处置工作及沟通工作的正常运转；协助事件及时得到有效控制，保障群众利益。

政府沟通方式主要有：

1．电话沟通。通过电话简要汇报事件情况。

2．书面沟通。将事件发生经过、控制措施及存在问题以书面形式正式汇报。

3．人际沟通。直接找到有关政府负责人，面对面汇报事件进程、控制措施及存在问题。

（二）内部沟通

危机事件发生后，信息同时在组织内外进行传播。大量的信息涌进组织内部，同时，组织外部对信息的需求量空前。危机事件发生后，往往出现组织发出的各种信息相矛盾的情况，公众向组织寻求帮助却没有明确哪个部门负责等，这些混乱状况的产生与组织内部沟通不够有关。因此，只有组织内信息畅通，才能有助于迅速统一思想、采取行动，在危机的积极处理上占据主动。

具体来说，组织内人员沟通内容应当包括以下几个方面：

1．当地卫生行政部门，关注事件的控制措施、影响范围、人力调配、信息发布等。

2．紧急事件应对的医护和疾病控制工作人员和专业人员，关注要点包括个人安危、家庭安危、可利用处理事件的医疗资源及处理方法等。

3．事件区域内的其他应急人员，关注要点包括个人安危、家庭安危、解决事件的足够应急资源、事态进展。

4．上级卫生行政部门，关注事件定性及控制难度，采取的措施、事件进展、公众反应等即时信息。

突发事件沟通对象包括本机构负责人、上级主管部门、外部直接受影响者及亲属、内部直接受影响者及亲属、本单位其他职工、横向联系机构、机构所在社区群众、本地区／本省／全国群众、媒体、舆论领袖等。

在一个突发媒体事件当中，内部的信息传播应被赋予优先权。内部工作人员是一群特别并且重要的受众，他们需要特定而又及时的信息，不容忽视。可以通过以下方式进行沟通：①召开全体会议或远程电视电话会议；②内部网站发布消息；③在电子滚动屏上发布相关消息（内容要简明扼要）；④编写、印制简报；⑤对相关人员开展远程网络视频培训。

有时候一些问题看似跨部门沟通不良，其实是部门内部沟通出了问题。因此，应注重部门内管理人员、专业技术人员间以及上下级间沟通，优化信息传递流程。

（三）媒体及公众沟通

与媒体及公众沟通的原则是，不间断地向媒体发布事件有关信息（每天一次甚至一天多次），情况没有变化也要坚持发布，尽可能回答记者提问，不要试图展现完美，不要提供可能伤害形象的信息，随时准备应对最坏情况的出现。

与媒体、公众沟通时，要准确传递不确定性，目标是把你自己所知道的不确定程度复制到听众脑子里。具体方法是：将公众的担心由发布者说出来；承认事态的不确定性；由技术专家讲技术问题；给信息一个有效时限（截至某日最新信息）；对公众保证要加限定词（尽管……但是……）；清楚说明你的解释与公众常识的差异；清楚说明意见、预测或政策为何变化等。

三、沟通信息策略

不同对象有不同的信息需求，针对不同受众采取不同的沟通方式方法。坚持公开透明，做到开放有序。除涉及国家安全和国家机密外，对于突发卫生事件，要按照公开透明的原则，及时准确地发布信息，开放有序地组织采访，切实做好媒体服务引导工作。

坚持及时准确，积极引导舆论。用好话语权，掌握主动权，由授权的新闻单位第一时间进入现场采访，第一时间发布权威信息，及时准确、客观全面地报道突发公共卫生事件的动态及处置进程，把社会舆论引导至健康、理性的轨道上来。

（一）保持透明的原因

保持透明通常来自多方压力或顾虑，如担心影响经济；担心给政府部门抹黑；担心引起公众恐慌；担心舆论批评或侥幸暂时平安无事等。那么为什么要保持信息透明？因为基于以下原因：

1. 权威机构第一个发言将赢得信任。
2. 公众倾向于相信先听到的。
3. 先发声有助于杜绝谣言。
4. 待全查清楚再说话将失去听众。
5. 澄清谣言比主动发言难度大。
6. 保持透明面临的挑战。
7. 事件初期负责人对事件的了解有限。
8. 信息的收集整理需要时间。
9. 初期事件的结果往往不明晰。
10. 过程中对事件的认知可能变化。

（二）怎样做到保持透明

首先，制订信息时要考虑公众的信息需求、认知需求、情感需求、信任需求，同时根据普通大众、政府领导、医务人员、事件中的患者、卫生人员的不同信息取向，制订差异化的风险沟通策略，对宣传对象进行细分，突发事件的信息传播中要考虑对不同直接及间接利益相关者的差异化需求，采取有效办法有针对性地开展传播工作。

通常突发事件中媒体关注的问题：

1. 发生了什么事，伤亡情况如何？
2. 什么地方出了问题？
3. 谁应该承担责任？
4. 为什么发生这样的事件？
5. 正在采取什么措施防止类似事件发生？

另外，要注意事件的不同阶段采取不同内容侧重。根据突发媒体事件潜伏期、暴发期、延续期、痊愈期的不同状态，采取不同的传播策略。潜伏期：树立公众的危机意识，强调应急预案已经准备就绪或启动；暴发期：承认危机的不确定性，给公众提供合理行动建议，适度劝慰公众；延续期：承认恐惧心理，表达诚挚的愿望，不回避假设性问题，对未来行动提供指导；痊愈期：表达诚挚的慰问和期望，进一步开展健康教育，并提出避免类似事件再次发生的意见和建议。要在事件中作持续发布，即使情况没有发生特别的变化也要作"事态目前暂无新的进展"发布，以挤占谣言空间。

（三）做好风险沟通

任何涉及复杂技术或专业知识的风险问题，一般公众由于专业知识的欠缺可能会在风险认知中表现出过度反应，或其他非理性的态度和行为。大量研究证实，专家与公众对特定风险问题的看法往往存在较大差异。这种差异能够提供丰富的信息，让我们了解公众真实的心理状况，为沟通提供依据。

非专家或外行人常常不能理性地对待风险，或不能准确地知觉和评价风险信息。然而，公众代表，比如一些相关群体或社区居民则经常质疑风险评估或风险管理过程的合法性。他们认为政府官员或专家们通常对居民所关心的问题并不感兴趣，或不愿意直截了当地去解决问题。风险信息有时是复杂的、易混淆的、不连续或不完整的，这往往会导致双方冲突的加剧，并产生对风险沟通的对方或信息来源的不信任。因此，准确理解和解释专家与公众的认知差异，对于解决风险沟通中的敏感问题有重要的作用。

危机过程中的公众对复杂信息的理解能力下降，关注点高度缩减，对信息的需求增加，无法整理各种矛盾的信息，在不确定性中对信息的需求量增加。风险沟通中的问题是，并非所有的信息能被同等程度地接受。公众对风险的理解与专家不同。在风险沟通中，对同一信息人们有不同的理解和反应。风险沟通的信息应具备以下特征：简单、清晰、准确、全面，不包含术语或容易引起歧义的词语。信息拟订应遵循以下原则：

1. 把握舆情，讲求说的艺术。在制订信息时，了解公众的心理状态，试着站在当下公众的心态角度解读信息，预判可能的反应。只从专家、政府或行政部门角度出发的自说自话，容易在信息传播过程中产生歧义。尤其在心理应激条件下，公众会对信息进行过度解读，产生额外的问题。

2. 最简单的语言表述最核心的信息。当危机事件发生后，最核心的信息要以最简洁的语言告诉公众。需要注意的是，有时发布者担心一次给予的信息量少而不被重视，其实信息的重要性是由事件的重要程度、公众对信息的渴求程度等决定，不由信息长度决定。冗余的信息反而可能导致误解或猜疑。

3. 少用或不用术语，避免信息歧义。要避免任何涉及复杂技术的文字或使用专业术语。如使用术语，要考虑到公众缺乏专业知识的话就会从自身既有知识角度作出个人的理解，如果术语难以避免，应用平实易懂的语言做出解释。

四、沟通渠道策略

效率过低或者无效的沟通无法及时处理不良问题，因此需要根据事态明确沟通方式，以提升效率。

不同沟通方式各有优缺点，需根据具体事件、具体情景，参照事情的影响范围、影响对象、处置的难易程度、信息的复杂程度等进行选择。通常来说，事件影响范围广、影响对象众多，需要借助媒体进行传播，并考虑保持媒体受众与传播对象相对一致。信息单一、时间要求高的事件，如事实清晰、情况单一的谣言澄清，可以采取官方网络媒体平台发布。处置难度大、信息复杂的事件，通常采取面对面、双向沟通，如新闻发布会、采访等，可减少传播中的信息误读。危机事件中，则需要组合不同的发布渠道和方式，以广泛覆盖，产生最佳效果。

新闻发布与信息沟通的形式：

（一）例行新闻发布会

例行新闻发布会是重要新闻信息正式发布方式的一种，发布信息并回答记者提问。以传真发送邀请函或电话邀请的方式通知记者参加，通常 30 ~ 50 人左右，有主持人、发布人（也可有辅助发言人等）。由宣传科负责定期组织召开，可由新闻发言人自行发布，也可由新闻发言人主持、邀请科室领导发布，必要时可邀请分管负责人出席例行发布会。发布主题由宣传科和业务科室商定，新闻发言人审核后报告分管负责人；发布材料和答问参考由业务科室提供素材，宣传科负责整理，重大和敏感问题的答问参考应报请分管负责人审定。

优点：同时向多家媒体传递信息。

缺点：例行发布通常每月固定时间，筹备周期较长，一般不适合突发事件的时效性要求。

（二）专题新闻发布会

专题新闻发布会指在例行发布会之外，根据工作需要，依某项重点工作或突发事件需向公众公开信息，专题发布会不定期召开，发布并回答媒体提问。

优点：时间灵活，便于及时发布。

缺点：需要就特定地点做安排，外地媒体可能无法现场参加。

（三）新闻通气会或媒体沟通会

选取部分记者参加、不以发布为主而以沟通交流为主要目的的会议。是非正式的与记者交流方式。可以介绍突发事件背景信息或下一步工作计划，可通过沟通掌握记者所关心的问题，有针对性调整传播策略。邀请有关专家到场，介绍相关科普知识，答疑解惑。通常要求记者对会议本身不作报道。

优点：非正式、双向交流。

缺点：记者仍有可能就会议内容报道。

（四）独家专访

邀请一家权威媒体就公众关心的热点事件话题进行采访。

优点：可获得权威媒体的重点报道，一个口径对外。

缺点：受制于该媒体的影响力与覆盖面，可能限制了公众对信息的接触。

（五）联合采访

邀请4～5家媒体就共同关心的话题同时对新闻发言人进行采访。适用于亟须澄清的问题或缓解采访对象接待压力。为达到最佳效果，通常考虑邀请平面媒体、电视、广播等多种媒体形式或媒体覆盖面交叉互补。媒体稿件可互相印证，避免独家采访带来的理解或报道偏差。

优点：安排媒体对权威专家进行集中采访。

缺点：专家需要了解媒体特点或接受过发言人培训，否则可能会发布与口径不一致或被媒介误解的信息。

（六）专家访谈

根据新闻发布需要，组织专家接受媒体采访。由新闻部门从学科专家通讯录中选择本次事件候选专家人选，或临时选择名单以外的专家接受采访。专家背景应能满足沟通需要，采访前新闻部门要与专家进行沟通。

优点：适于深度阐释某一复杂问题。

缺点：访谈效果受限于专家的专业素养及媒体沟通能力。

（七）官方网站、微博、微信平台发布

优点：快速，可控。

缺点：受限于平台的影响力。不能覆盖所有人群。要注意及时更新或删除不正确的信息。

（八）电话新闻发布

电话新闻发布国外采访较多，国内较少采用。

优点：时间便于安排，费用低廉，参与便捷，可以同时接触更多媒体。

缺点：没有电视所拥有的画面感，可能由于缺乏面对面的交流媒体对信息产

生误解。

（九）与公众直接沟通

1．手机短信

优点：快捷，可大规模直接发送到公众个人。

缺点：通常只能发文字，且每条信息可传递的信息容量受限。

2．热线咨询电话

优点：可直接回答个人关心的问题，有助于准确获得信息、缓解心理压力。

缺点：接待容量有限，需要专人接听且必须经过培训，不能进行疾病治疗等复杂问题指导。

3．发放宣传页

优点：内容准确，制作精美，效果相对较好。

缺点：制作复杂，需要时间，需要紧急发放的渠道，更适合人群密集地区或突发事件核心地区的、复杂信息的宣传。

经验仓 1-1　从公共关系角度看医院的危机管理

每一家医院在遇到医疗投诉、纠纷等危机事件时，在处理危机过程中，新闻媒体是一把"双刃剑"，它不仅能制造舆论，还能引导舆论，因此如何加强与新闻媒体的沟通，掌握舆论的主导权，就成为公关处理的重要一环。

一、危机事件的防范

危机公关侧重于危机发生时的解决之道，但最根本的也是最好的解决之道就是避免危机发生，因为危机带来的影响大多数是负面的。因此，防患于未然，才是吸取他人教训和对危机公关经验的最好应用，才是最高层次的"公关"。

1．加强教育，增强自身队伍的责任意识。医院是一个为患病人群提供特殊性服务的行业，如何与患者进行有效的沟通，及时了解患者和职工的意见，加强医患双方的理解和信任，需要医院在服务上下大功夫。加强教育，培养并提高职工的责任意识，将会最大程度杜绝因主观原因而引发的危机事件。

2. 严于管理，加强制度的建设和执行。加强管理是强化意识的重要手段。新的工作开展必然要有新的制度跟进，制度的建设不是一劳永逸的，它是一个动态的过程，随着形势发展，制度也要因时而变。同时更要重视制度的落实和执行，只有能执行的制度才是有意义和有作用的制度。管理的精髓就是制定制度，并监督其执行。2007 年 7 月，北京大学人民医院开展了"文明服务缺陷管理"活动，此项工作是医院进一步推行院务公开、提高医疗服务质量、构建和谐医患关系、创建人民满意医院的又一次有益尝试，是医院强化首都意识和服务意识、加强职工素质和队伍建设、挖掘身边好典型和好经验、营造积极向上行业风气的一项长期的有益工作。严格的管理必然会最大程度杜绝因客观因素而引发的危机事件。

3. 建立危机事件应急处理机制。危机事件的发生是不可预计的，突发的危机事件往往会使人手忙脚乱，不能很好应对。因此，要事先建立一套危机事件应急处理机制，对可能发生的各种危机情况作出假设判断，事先制定出分类别、分等级的应对方案，一旦发生了假设中的危机事件，应对起来就会临危不乱，有利于事件的妥善处理。

4. 尽可能建立广泛的公关联系网络，与媒体保持良好联系。按照三级建制（主编／主任／记者），尽可能与本地主要媒体有关负责人建立友谊。一旦发生危机事件，经过日常维护的媒体因为了解医疗卫生工作，有助于更好地给予理解和帮助，也会相对客观公正，能最大限度地减少负面影响。

要与各级相关部门加强沟通联系。对于医疗机构涉及的卫生、物价、计量等部门，要勤于沟通、主动沟通，建立良好的关系。在危机事件发生时，赢得他们的理解和支持，并在必要时帮助处理问题、化解危机。

要与同行建立联系。要经常保持与同行单位的联系，一方面有利于工作中互相学习，取长补短；另一方面有利于互通信息，学习应用外院的公关经验，同行的危机事件引以为鉴。而且，当涉及行业形象的危机发生时，还可以取得同行的声援和支持，联合发声、壮大力量，以度过或化解危机。

二、危机公关的策略

医疗行业人命关天，舆论的关注度较企业更高，虽然大部分机构在危机面前可能会出错，但是面对危机，也并非毫无对策。危机并不可怕，只要处置得宜，危机也可能是契机—甚至有希望转化为胜机。在应对危机时应遵循以下几项原则：

1. 快速反应、查明真相。危机发生后，当机立断，快速反应，按照危机事件处理机制确定公关的原则立场、方案与程序；对危机情况的调查了解要尽可能做到准确、清楚，尽量不忽略每个细节，对责任和理由的推断要尽可能从第三方的角度去思考，做到客观公正；同时医院必须果决行动，主动与媒体和公众进行沟通，从而迅速控制事态，使其不扩大、不升级、不蔓延。对危机事件的受害者，也应予以安抚。

2. 统一口径、确立新闻发言人。由于医院机构庞杂，人员众多，危机事件初期常常容易发生情况不明、消息来源混乱的现象，不论外界怎样猜测，作为危机处理人员应该对各种情况冷静地分析判断，确定统一表态口径。在危机处理过程中，危机处理的沟通工作非常重要。特别在当前互联网已经成为企业危机公关的触发器与放大器。因此，必须确立统一口径，并指定新闻发言人出面负责应对媒体的问题，其他人员不得随意接受采访。并告知员工如遇有采访，则礼貌地告知医院新闻发言人的姓名及联系方式，坚持统一的口径以及一个宣传出口。这样，一方面对危机事件有总体把控；另一方面给媒体及社会公众留下医院工作作风严谨的印象，以及面对危机有条不紊、从容应对的大将风范。

3. 端正态度、勇于承担。态度决定一切，危机事件发生时，医院就是舆论的中心，医院的一举一动都会引起公众的关注，对于危机事件所造成的损失和伤害，医院要勇于承担责任，并尽力争取公众和当事人的原谅。如果采取逃避或推卸的态度，必然引起人们的反感，并造成媒体的大范围负面报道，使负面影响扩大化。因此医院要树立负责任和坦诚面对事实的态度，对出现的问题首先是承担责任，毫无推诿，争取获得媒体及社会公众的同情与理解。

4. 公开坦诚、积极主动。危机发生后，事件卷入公众通常最关心两方面问题：一是利益问题，二是情感问题。实际上，公众和媒体往往在心目中已经有了初步的判断，对医院有心理上的预期，即院方怎样处理才会感到满意，因此院方的态度至关重要。无论责任方是在医院还是患者，医院都需要公开坦诚地与外界进行沟通，表明积极解决问题的态度，这样才能使自己掌握一定的主动权。特别是医疗纠纷往往涉及大量专业知识，需要进行耐心、细致的解释说明，只有这样，才有可能取得社会公众和新闻界的信任和支持，才有可能创造出有利于危机解决的、公正的社会舆论环境。

（供稿：北京大学人民医院　钟艳宇）

1-1　世界卫生组织风险沟通原则

《世界卫生组织疾病暴发风险沟通计划制订指南（2008）》（*WHO Outbreak Emergency Risk Communication Planning Guideline (2008)*）中提出了突发公共卫生事件风险沟通规划的五项原则：

1. 建立并维持信任　沟通的关键原则是通过各种方式的沟通建立、维护或重建公众与危机管理人员之间的信任。如果没有信任，公众则不会相信或按卫生机构疾病暴发期间所传达的卫生信息行动。

2. 及早发布　针对真实或潜在健康风险所开展的积极沟通，在警告受影响人群和尽量减少传染病威胁方面有着至关重要的作用。及早发布，即使是不完整的信息，同样能够阻止谣言和错误信息的散布。官方控制信息不报的时间越长，那么当消息最终被泄露的时候，尤其是由外部来源泄露信息时，将会更加令人恐惧。延迟发布会损害对公共卫生机构管理疾病暴发能力的信任。

3. 保持透明　在疾病暴发期间要维护公众的信心就必须保持透明度，包括及时将真实或潜在风险及其管理方面的信息完整地传达出去。当暴发过程中出现新的情况时，必须尽快开展积极的信息沟通。由于透明度能够促进和改善信息收集、风险评估和疾病暴发控制方面的决策，因而，疾病管理者、公众及合作伙伴之间的关系应当是透明的。

4. 倾听公众并使之参与　理解公众对风险的认知、看法及焦虑是高效沟通的关键，同时也能够支持更广泛的突发事件管理功能。缺乏对公众在某一风险方面的理解、认识以及他们已有的信仰和行动的了解，就很难作出保护健康的决定和需要的行为改变，同时它对社会或经济产生的影响还可能会更为严重。

5. 制订预案　疾病暴发期间的公共沟通对于任何公共卫生机构而言都是巨大的挑战，因此，符合上面所描述的各项原则的事先完善的计划是非常有必要的。制订计划是重要原则，但更重要的是，必须能够将计划转化为行动。

第二章
应急新闻管理及传播预案

故用兵之法，无恃其不来，恃吾有以待也；无恃其不攻，恃吾有所不可攻也。

——《孙子兵法》

危机事件是对日常新闻宣传工作的检验，尤其对应急新闻管理及传播预案准备的检验。本章将从突发事件舆情监测与研判、突发事件传播预案和应急新闻管理流程三个方面进行探讨。

第一节　突发事件舆情监测与研判

舆情指舆论及情况，新闻宣传工作舆情主要包括公众舆论与媒介报道两个层面。"引导舆论需要把握适当的切入口，在舆论形成中的某一阶段及时给予引导，其效果比舆论形成以后的补救性引导要好。"进行舆情监测的意义就在于发现突发事件的风险因素，使突发事件的应对达到最佳效果。舆情获得的途径有监测网络、监测媒体报道等。

做好舆情监测有以下益处：掌握舆论主流趋势，指导各项工作开展；及时准备新闻口径和答问要点；把握最佳发布时机，提高针对性；做好卫生突发事件和敏感问题的信息发布和风险沟通等。日常及早发现问题，做好应对把握舆论趋势，做好议题设置；应急状态下，掌握关注热点，有针对性优先应对，研判舆论趋势，提前开展调控，跟踪发布效果，及时调整宣传策略。

舆情可以从空间、时间、强度等维度进行测量。舆论不但有空间客观性，而且具有时间客观性。一种舆论从发生到消解，可以计算确定时间量，称作舆论时量。舆论的时间延伸是人的心理持续性的表现，反映舆论时量的增大。舆论空间和时间，不但标志舆论存在的程度和影响，而且反映舆论功能的强和弱。一般来说，空间扩散面大和时间延续性强的舆论，其功能、作用、影响也就较大；反之，则功能、作用、影响也相对较小。

一、媒体舆情不等于公众舆情

需要注意的是人们往往以为"媒体舆情＝公众舆情"，其实舆情监测真正的对象是民意。媒体固然是重要信息来源，但是不能忽略以下事实：

第一，媒体信息不完全等同于公众意见，任何一条媒体新闻都需要经过记者的取舍、编辑的修改、总编的把关，最后才能呈现在读者面前。媒体舆情与公众舆情是事件处置中舆情监测的两个方面，监测媒体舆情并不能完全替代监测公众舆情。利益相关者的舆情需要引起足够重视并要及时应对或处置。

第二，正因为媒体有一个系统的把关程序，媒体的报道往往不同步于公众舆论。因此，媒体不应成为唯一的舆情监测途径。要建立公众意见直接获得的途径：如开展定量调查；抽样定性调查可短期内获得公众意见；院长信箱、公共卫生公益电话、网络调查等手段也是可借助的有效途径。

第三，由于与事件的利害相关度不同，利益相关者舆情又与非利益相关者的舆情有差异，本地舆情与外地舆情可能有差异，需要分别给予关注。舆情监测的任务在于了解公众对事件的判断，了解他们关心的核心问题，才能与之对话，建立对问题的正确认知与信任。

二、舆情监测基本方法

现阶段，医院常缺乏系统性舆情监测工具或服务，则可以购买舆情监测服务，也可以利用现有条件自行进行舆情监测，具体原则如下：

早发现：一线工作中注意观察、倾听患者和家属的诉求，发现对立或负面情绪及时采取措施。

早汇报：发现有矛盾扩大的苗头且承诺不予内部追责。

勤沟通：对事态把握不准的话及时向上级通报。

开展媒体舆情监测工作，除建立医院内部科室的沟通网络以外，可根据人员情况在宣传部门设立舆情监测工作小组，或视情况选派 1～2 名工作人员兼职承担。在缺乏系统性舆情监测工具的情况下，可利用现有的网络信息平台进行舆情调查。舆情监测人员需要具备了解相关政策、具有新闻敏感性、具有一定文字提炼能力等条件。如果具备条件，也可选用外包舆情监测业务，则需要考察外包机构的软硬件水平：如能否监测文图影音、境内外舆情，外包机构的服务范围和能力如何，是否能够同时提供舆情监测成品和查询接口、网站，既往制作的舆情监测报告及行业经验、监测灵敏度等。

自行舆情监测可通过搜索引擎（百度／谷歌／搜狗）、微博（新浪微博／腾讯微博）、综合／地方性网络论坛、数据分析服务平台（百度指数）、微信留言等，通过关键词搜索的方式，调查相关事件及问题的网络曝光率和用户关注度。监测时，需要把传统媒体与新媒体相结合，本地媒体与外地媒体相结合，新闻报道与公众评论相结合。可以重点关注重要平面媒体的头版、重要的电视、广播媒体在重要时段的播出内容、综合门户及新闻专业网站的首页。

三、舆情监测重点

（一）对新闻媒体的监测

了解对突发公共卫生事件报道的相关情况，以便及时有效地应对。媒体舆情监测重点包括以下几个方面：

1. 及时发现可能存在的媒体对立情绪。

2. 查看媒体的报道是否存在不实或负面倾向。

媒体代表公众依法监督行政部门及政府是其正常的工作。这种情况下，要及时与媒体沟通，获得媒体理解与支持，而非与媒体交恶。

（二）检测提供给媒体的信息是否充分

在舆情监测时，首先需要了解：媒体会被危机影响，因而在紧急情况下减少或缺乏对事实的核实；当媒体获取的信息少或有限时，更容易对报道进行加工和推测。因此，要分析：

1. 是否因媒体缺乏足够的科学知识和经验而导致的问题　采取相应措施，为媒体提供与专家沟通的机会，或对媒体进行本专题的培训，使其掌握疾病或疫情处置的基本知识，从而正确理解发布信息的真实情况，并进行科学报道。

2. 发现报道"空白"，准备好"填空" 媒体因关注点不同或基础知识掌握不足，往往是从非专业角度发现的报道选题、确定报道内容，如果媒体未关注或报道的，且属于非常重要、需要公众了解的信息，应该准备好相关资料以适当方式向媒体发布。

（三）事件中的媒体报道监测

1. 事件过程中，要随时检查事态的发展和媒体报道之间的不同之处，对不实或虚假报道及时交涉并要求更正。

2. 随时根据监测发现的问题，修正媒体沟通的策略和计划。

不同来源、途径的信息影响力不同，舆情严重程度的测度与报道影响力成正比，与社会心理平衡指数成反比。

报道影响力评价，指就报道内容所能产生的影响进行评估：包括报道所在媒体的地位、受众、社会影响大小；报道与事实的关系，接近还是偏离事实、程度大小；影响的人群范围，是否关系国计民生，是否涉及儿童、妇女等弱势群体等。总体来说，报道影响力越大、心理平衡指数越低，则得分越高，舆情应对的必要性越强。

（四）对利益相关者的舆情监测

舆情监测也可以通过对利益相关者的反应获得。利益相关者是指有一定利益关系的个人或组织群体。利益相关者能够影响组织，他们的意见一定要作为决策时需要考虑的因素。但是，所有利益相关者不可能对所有问题保持一致意见，其中一些群体要比另一些群体的影响力更大，如何平衡好各方利益成为战略制定考虑的关键问题。在突发事件处置过程中，进行风险沟通时也应当充分考虑对利益相关者的影响，并对利益相关者反应作出评价，并能领导、组织、管理好沟通调整的过程。

了解公众反应内容包括以下几个方面：

1．涉事利益相关者、公众反应消极还是积极。

2．对事件信息掌握的程度。

3．对医院的信任度如何。

4．相应政策的落实及受益情况如何等。

另外，可为公众举办一场座谈，调查了解公众、专家对事件的真实看法，大致包括为以下几方面：公众如何看待该事件？彼此的感知程度有何不同？背后的潜在因素是什么？公众从哪些渠道得知事件讯息？感受如何？认为自己或别人受影响的可能性有多大？为什么？

事件中对涉事医院人员监测的内容：内部人员如何看该事件？与公众彼此的感知程度有何不同？背后的潜在因素为何？与民众的风险认知相较，内部人员的感知程度有何不同？如何看待民众的认知？为什么？

四、医疗报道科学性研判

对媒体的医疗报道开展舆情监测，一般根据以下原则对一篇报道进行判断：

原则一："科学"——媒体报道可能会影响重要的个人及政策决策。所有事实是否经过全面的查证，并且使用可靠来源对其进行解释和确认？事实是否肯定？

原则二："全面"——所报道的信息是否全面？公众需要掌握全面的信息以作出正确决定。

原则三："平衡"——平衡意味着给予一个故事应有的分量并在报道中并兼顾医疗、社会、政治和经济等因素。平衡还意味着在不淡化实际严重性的情况下，尽可能突出故事积极性的一面，意味着提供事件相关各方声音，包括当事者家属、专家、政府部门等。

原则四："独立"——记者是否站在利益团体的经济利益之外进行报道？记者是否有独立思考的勇气？是否在用掌握的常识、既往经验、采访所得支持自己的观点，驳斥误解、抵抗成见，引领舆论向符合科学的方向发展？

具体来说，可以从以下角度进行审视：

（一）内容的可靠性及准确性

1. 一条报道是否至少有两个引用源，引用源是否可靠，是否被恰当引用？

2. 记者所了解到的个案数量多少，是否具有代表性？

3. 是否有充分证据表明，证据与结论之间存在因果关系？调查者是否只发现了统计相关性或时间关联？

4. 如系对研究成果的报道，是否存在适当的对照试验？

5. 推论是否恰当？是否存在其他无法解释的疑问或与其相左的证据？

6. 结论是否是阶段性的？

7. 该领域其他几位专家如何评价该调查及发现？

8. 观点是否独立，是否受其他媒体影响？

（二）对风险表述的科学性

1. 对风险的报道，是否同时以绝对术语和相对术语表达？

2. 风险与其他风险对比是否恰当？如评价心肌酶高为"危险高过喝农药"则有失恰当。

3. "原因"和"治愈"等词是否只在可被科学证据证实的情况下使用？是否出现无科学证据支持的武断结论？

4. 作者或所引内容超出证据之外进行猜测时，报道中是否予以说明？

5. 标题是否合理地呈现了报道内容？照片注释或镜头语言是否合理地表达了报道内容？

（三）对报道影响力的预估

1. 报道是否会让受众或读者产生过度的焦虑或过度的乐观？

2. 报道是否以显著的方式加入了重要的附加说明？

五、舆情风险研判

对舆情风险的研判，即在假定监测到的信息是全部真实的基础上进行风险评估。风险沟通中的风险评估要顾及成本及机会成本。成本指你在作出选择后损失的，机会成本指如果你不作此选择可能会失去的。舆情研判常见问题是只看到风险，但往往忽略掉了风险所带来的机会，或者不应对所可能造成的机会成本。随着社交媒体的广泛应用，突发事件呈现增多趋势，如果全部作出应对，从财力、物力、人力上很难实现，也没有必要。因此，舆情研判就很重要。

舆情监测即倾听媒体与公众心声的艺术。舆情监测要在掌握社会、政治、经济的大事件，了解社会不稳定的风险因素等的情况下进行。舆情研判要从舆情首次出现的媒体及其影响力、事件的性质、影响人群及范围、是否切合当下舆论热点、是否具备多项新闻要素、公众对此知识储备、是否已存在同类事件错误传播等多个角度进行综合判断。比如，来自地方媒体的和来自中央媒体的批评报道，显然后者影响范围更广。在舆情监测中，需要注意：显在的舆论也不完全等同于潜在的舆论，公众的公开意见与深层意识有时是有距离的；要注意甄别浅层舆论与深层舆论、大舆论与小舆论、真舆论与伪舆论，去伪存真，去粗留精，使得到的舆情符合实际情况。

判断是否应对可以从应对成本及不应对可能损失的成本进行分析，但这种量度较多依靠经验，是否可以细化呢？

国外有学者提出了15种风险认知因素：自愿性、可控性、熟悉性、公正性、利益、易理解性、不确定性、恐惧、对机构的信任、可逆性、个人利害关系、伦理道德、自然或人为风险、受害者特性、潜在的伤害程度等。结合前人经验，对近年来多个案例进行综合分析，笔者总结出符合我国国情的风险认知影响因素，经测试基本能够判断突发事件的风险程度。符合如下因素第一选项的数量越多，舆情传播风险越大。

（一）与个体利害相关／无关

当个体认为风险事件与自己有着直接关系，要比认为风险事件对自己不具直接威胁时，其风险更难以接受。与我相关还是无关，可以对与事实有相关度的人群范围，是较大规模还是较小规模。当个体将风险事件知觉为存在着不清晰的利益，要比他们将风险事件知觉为具有明显益处时，其风险更难以接受。

（二）被迫的还是自愿的

即利益相关者是自愿接受此事，还是被迫接受的。当个体将风险事件知觉为被迫接受，要比他们将风险事件知觉为自愿接受时，认为风险更大。当个体将风险事件知觉为受外界控制，要比他们将风险事件知觉为受自己控制时，认为风险更难以接受。

（三）不确定还是确定

陈力丹给出了流言公式，即"公众越认为重要的讯息，同时越感到模棱不清的讯息，传布得越快越广；而若公众的能力越强，则这些讯息的传布量便越稀少"。

这项判断因素包括：伤害是确定的还是只是概率，灾难性的还是慢性的等。当个体认为风险事件难以确定，要比科学已经可以解释该风险事件时，其风险更难以接受。因此，灾难性的事件与慢性事件相比，慢性事件似乎比灾难性事件不确定性更强，更易引起恐慌。如果只有一个概率数字，其事件对公众的影响比具体的影响更让人感到恐惧。

（四）人祸还是天灾

即事件性质是不可抗力还是人为因素造成的。比起天灾来，个体对由于主观原因造成的风险更难以接受。如2008年中国南方的冰冻天气属于"天灾"，孕妇死亡属于"人祸"。后者的风险更难以接受。

当个体认为风险事件有着不可逆转的灾难性后果，要比认为风险事件的灾难性后果是可以缓解的，其风险更难以接受。

（五）有／无知识储备

公众对此事件是否有既往经历，相关知识、信息的掌握程度。当个体难以理解风险事件，要比他们容易理解风险事件时，其风险更难以接受。个体不熟悉风险事件，要比他们熟悉风险事件时其风险更难以接受。那些可以引发害怕、恐惧或焦虑等情绪的风险，要比那些不能引发上述情绪体验的风险更难以接受。

（六）是否违反法律规则

是违反法律法规，还是违反了道德。某种意义上说，公众认为违法违规事件可控性更强，因为法律法规会对当事人作出制裁，但难以接受违背道德的事件，并对当事人进行道德审判。尤其符合法律而违背道德类的事件，更会引起广泛的争议。

六、舆情监测报告

舆情监测、研判后，要编写舆情监测报告。日常工作中，舆情监测报告分如下几类：

舆情日报：综合汇总摘要与医院相关报道，如要闻、简讯、亮点、海外信息、言论评论、网友热议。

舆情专报：长线工作的定期反馈或专题事件的报道汇总分析，包括媒体报道和网民反应等。

舆情快报：突发事件的紧急报送。

舆情周刊：汇总一周信息报道情况，分析趋势，研判提出下步信息发布重点，提示重要宣传节点。

舆情监测的频率与事态严重程度、变化速度直接相关。突发事件中通常采取舆情专报、快报的形式，每日甚至几个小时一报。

下面以舆情日报为例介绍一份舆情监测报告的主要内容。

舆情日报是为医院决策者及时提供医院相关或医药卫生领域最新舆情资讯和研判建议，通常每个工作日上班前完成，上班第一时间送至办公室、各部门。总体篇幅为 5 ~ 7 页，信息条目一般为 15 ~ 20 条。文字表达应简练、清晰。事件性信息应阐述清楚时间、地点、人物、事件、原因、结果及评价，以 200 字以内为宜。评价性信息应阐述清楚评论的出处以及主要观点，以 300 字以内为宜。内容包括：

1. 导语　包括本单位前一日发布的重要卫生信息及媒体反应、媒体采访申请受理情况。

2. 舆情研判　一是对当日舆情进行整体研判，提出应对策略；二是对热点问题进行分析。

3. 其他内容　一是近期出现的热点问题。媒体名称按照中央媒体、地方媒体、知名网站等的顺序排列，阐明媒体报道关注的重点；二是提出预警信息；三是相关报道等。

他石　2-1　美国疾病控制与预防中心健康舆情监测规程

美国疾病控制与预防中心突发事件风险沟通部对于健康类突发事件舆情分析，总结了一套操作规程，供参考：

一、复查 / 回顾下面的内容：①相关的应急准备网页，重点放在一般情况和常见问题解答文件；②现有的信息图谱或讲话要点，也就是指能抓住沟通关键目标的 3 ~ 5 个关键信息点，它应该是当天的信息；③当天的关键信息，3 ~ 5 个关键公共卫生信息点，由该学科专家提供，也可以不包括在现有的关键信息中。

二、如果时间允许，从头到尾阅读每项内容。如果时间很紧，就只阅读纸质媒体或网上的报道：标题、开头的 1 ~ 2 段、引文。

对于电视报道要优先关注以下内容：①几大电视新闻网在受影响地区的分支机构：最低到最高到达率，最多到最少的观众；②几大电视新闻网在各地的分支机构（可以覆盖足以代表全国人口的受众数量）：最低到最高到达率，和最多到最少的观众。

三、要将各个主要风险沟通问题（正在发生什么？谁处于风险之中？风险是什么？人们如何保护自己？）牢记于心。注意你并不必每天都将所有部分牢记，重点放在当天最有新闻价值的内容就可以了。对这些问题的思考应该产生出下面的建议：

1. 强调具体的事实／信息／主题。

2. 阐明难以理解的语言和概念。

3. 解释不同专家的矛盾之处。

4. 为新出现的问题做好准备。

5. 总结首要的主题。①根据你对新闻报道的标题和开头 1～2 段及引文的阅读，发现媒体报道中最突出的 2～4 个主题（话题或观点）是什么？②发现新出现的主题；③媒体报道正在往什么方向走？什么可能变为突出／显著的主题？发言人可能会被问到什么问题？

6. 完整性。①现有的谈话要点突出吗？它们有没有被报道？②关键的公共卫生信息点是否突出、是否被重点强调了？它们有没有被报道？

7. 准确性和清晰性。①今天的关键公共卫生信息点有没有明显的不准确和不利于沟通之处？②媒体对关键公共卫生信息要点的报道会不会造成混淆？③媒体对事件的报道是否基于假设，或者从某些角度进行报道从而可能造成误导或不准确？

8. 一致性。①报道的术语、事实、时间安排、推荐的防护措施、危险因素等有没有重大变化？②引用了哪些本机构以外专家的言论？他们是否赞同本机构的信息？③国家和地方媒体报道之间有没有重大差异？电视媒体和纸质媒体之间呢？

表 2-1　美国疾病控制与预防中心健康舆情监测表

	完整性 现有的谈话要点突出性?	准确性和清晰性 有没有明显的不准确或不利于沟通之处?	一致性 引用了哪些本机构以外专家的言论?他们是否赞同本机构的信息?
形势描述 发生了什么?什么时间?什么地点? 多少人受伤/患病/死亡? 正在做什么?(政府行动) 谁应承担责任?会持续多长时间?	□完整 □不完整,如:	□准确清晰 □不准确/清晰,如:	□一致 □不一致,如:
风险评估 谁暴露于风险之中? 受众如何确定他们的风险? 健康影响是什么?	□完整 □不完整,如:	□准确清晰 □不准确/清晰,如:	□一致 □不一致,如:
防护措施 受众应怎样去保护自己? 能够得到什么样的治疗? 他们应什么时候到哪里寻求医疗救护? 他们能从哪儿得到更多信息?	□完整 □不完整,如:	□准确清晰 □不准确/清晰,如:	□一致 □不一致,如:

第二节　突发事件传播预案

因为突发事件的不确定性,一个机构很难拥有风险沟通所需要的全部能力。要想做到临危不乱,就需要预先建立一套科学的突发事件传播机制,即建立预案。预案制订的过程,也是实现提前沟通协调、达成一致的过程,这对于保证突发事件中信息得到及时发布十分重要,而且可以为不可预见的风险沟通工作做好资源准备,为所知甚少而信息需求极大的情况做好信息准备等。

本节将提供一个完整的突发公共卫生事件信息传播预案模板，内容共包括三部分：突发事件预警和预案启动、突发事件传播操作指南和突发事件传播总结评估，并列出了信息拟订与发布的关键点及注意事项。

一、突发事件预警和预案启动

（一）突发事件处置原则

按照《中华人民共和国突发事件应对法》《中华人民共和国政府信息公开条例》《中华人民共和国传染病防治法》和国务院颁布的《突发公共卫生事件应急条例》的要求，坚持统筹协调，明确工作责任，把应急信息发布和新闻报道工作纳入突发公共卫生事件处置总体部署，坚持事件处置与新闻报道工作同步安排、同步推进，积极主动地做好信息公开和舆论的引导工作。依法开展突发公共卫生事件的信息发布和新闻报道服务，做到科学、依法、有效管理，促进工作的规范化、制度化、法制化。

（二）预警

做好日常信息的收集和预警工作是处理好突发媒体事件和突发公共卫生事件的基础。可参照以下工作提示，确定是否需要启动本预案。以下为突发事件预警的工作提示：

1. 是否每天对主要中央媒体、都市媒体、部分卫生专业媒体进行信息搜集？是否每天浏览主要网站及社交媒体？

2. 有无异常或敏感信息？

3. 是否多家媒体同时发布相关消息？媒体影响力如何？

4. 媒体报道是否属实？是否有扩大报道的倾向？

5. 是否接到媒体或公众的咨询电话？

6. 媒体是否在报道中就此事对机构提出质疑？

7．周围公众对此事的反应如何？网络评论如何？

8．相关主题报道是否一直为媒体所关注？持续了多久？

9．如果不应对是否会对公众健康或机构形象造成损害？如果应对是否有利于公众健康和机构形象的维护？

10．应由本机构、地方卫生行政部门还是上级卫生行政部门应对？

11．是否继续观察并收集资料？

12．是否马上启动突发事件传播预案？

（三）预案启动的批准

1．发生突发媒体事件后，由新闻办公室根据实际情况进行评估，如认为有启动预案的必要，则报领导批准，启动预案并报上一级。如情况紧急，可电话请示，之后补呈书面请示。

2．本预案一经启动，新闻办公室负责组织实施。

（四）信息传播小组的组成及职责

1．突发事件信息传播小组组成：

核心成员：发言人和新闻办公室

基本成员：略

后备成员：略

小组成员间通过会议、手机短信、工作简报、内部网等方式建立畅通的沟通渠道，并进行协作，共同做好突发事件的传播工作。

2．突发事件信息传播小组的职责

（1）突发事件发生后，跟踪事件进程，评估事态发展，及时发布相关信息，受理媒体采访，促进突发事件的快速、有效处理。

（2）向公众传播提供科学的行为建议，防止或平息社会恐慌。

（3）做好事件信息在本机构内部的沟通。

（4）协调本级机构相关部门、平级其他部门，共同做好信息传播工作。

（5）如有必要，经过批准后向我国港澳台地区或国际组织提供相应信息。

3. 各成员单位具体职责

（1）核心成员职责：新闻发言人及新闻办公室根据情况建议启动本预案。预案启动后负责综合协调信息传播工作，做好信息监控、信息发布、媒体采访受理等工作。

综合协调：本预案一经启动，立即召开由核心成员、基本成员组成的小组会议；事件处理过程中，定期召集传播小组会议；决定后备成员单位何时加入传播小组；协调做好组织内部、对上、对下的沟通。

信息监测：负责对境内外媒体报道资料进行收集、整理和分析工作，重要信息及时通报和上报，并采取相应措施。

新闻发布：负责提出报道方案，拟定对外口径，组织新闻发布会，通过报纸、电视、广播、网络等多种形式发布新闻稿。

采访管理：对电话、传真的采访要求进行统一受理，安排媒体以适当形式进行采访，负责安排媒体的现场采访。

信息上报：将突发事件信息传播情况及时向机构负责人报告，如有需要向上级卫生行政部门报送信息。重要信息发布前，如有需要向机构负责人、上级卫生行政部门通报事件信息及工作进展，争取支持。

（2）基本成员职责（略）。

（3）后备成员职责（略）。

二、突发事件传播操作要点

本操作要点主要提供了传播前应考虑的问题，发布内容的确定、媒体及个人关心的问题，传播渠道及方式三份工作提示。

（一）工作提示一：传播前需解决的关键问题

1. 发生了什么？什么时间？什么地点？为什么发生？怎样发生的？什么时

间发现的？

2. 这种情形的严重性是什么？潜在的可能性是什么？是否会进一步恶化？

3. 信息来源可靠吗？有任何矛盾的信息吗？

4. 有无部门或个人能够解决这场危机？哪些？

5. 目前应优先解决哪些传播问题？

6. 机构在事件的角色是什么？

7. 哪些内部科室或相关机构、民间组织已经卷入了这场突发事件？预计哪些还会卷入？这些组织能够做些什么，如何保持即时联系？

8. 此次突发事件会引来媒体或公众更多的关注吗？

9. 已经出现了哪些谣言？其中哪些需要澄清？

10. 有哪些人了解相关信息？如公众／媒体／其他部门／其他政府人员，如何反应？

11. 应作出怎样的回应？这种回应能够发挥怎样的效用？

12. 应向媒体提供信息吗？由其他部门的人员或专家来发布信息是否更合适？

13. 以何种方式发布，发布新闻稿、小型通报会、专家接受采访、集体采访、公布可接受采访专家名单、召开新闻发布会还是其他？

14. 本次事件的新闻发言人确定了吗？

（二）工作提示二：信息发布内容的确定、媒体及个人关心的问题

1. 明确媒体关心的问题，并准备口径：

（1）突发事件处理是何时开始的（包括何时接到突发事件报告，何时做出决策等）？为什么会滞后？谁应承担责任？

（2）哪些部门和个人负责本次事件的处理？

（3）有多少人受到影响？估计的损害／死亡情况是什么？

（4）局面是否已经得到了控制？本次事件的发展趋势如何？是否会得到有效控制？

（5）从本次事件中搜集到的事实、数据和结果说明了什么？

（6）机构为本次事件的受害者做了什么或将做什么？

（7）本次事件产生了哪些负面影响？机构是否隐瞒了一些负面情况？

（8）谁应对事件的后果负责？

2．明确个人关心的问题，并准备口径：

（1）本次事件将对我和家人产生怎样的影响？

（2）患者及家人是否安全？对于事件有怎样的误解？

（3）医护人员该怎样保护自己和家人？

（4）既往就诊患者是否关心此事？担心什么？

（5）本次事件是由谁、因什么原因引发的？

（6）以上问题机构有能力解决它吗？

3．信息发布内容的确定：

（1）这份信息的主要接收者是谁？他们希望了解哪些信息？

（2）目前掌握的事实是什么？本部门的立场和政策是什么？

（3）为了缓和并最终解决突发事件，采取了哪些措施？实施了哪些行动？

（4）将采取哪些措施来防止类似事件再度发生？

（5）公众应当做些什么来保护个人安全、维持正常生活？是否应向公众表达同情和关注？

（6）下一次信息发布是什么时候？

（7）信息是否已由新闻发言人、与发布内容直接有关的负责人、精通发布内容的专家审核过？

（8）信息是否平实易懂？

（三）工作提示三：传播渠道及方式

1．向本机构工作人员发布信息　在一个突发事件当中，内部的信息传播应被赋予优先权。内部工作人员是一群特别并且重要的受众，他们需要特定而又及时的信息，不容忽视。

（1）在内部网站发布消息。

（2）在电子滚动屏上发布相关消息，内容要简明扼要。

（3）召开全体会议。

（4）印制简报。

2. 向媒体发布信息可通过发布新闻稿、传真、电话、邮件等向媒体发布信息，也可以通过专家访谈、联合采访、新闻发布会、新闻通气会、电话连线采访等形式进行。采用任何一种传播方式都要注意信息的时效性及准确性。

（1）专家访谈：由传播小组从学科专家通讯录中选择本次事件候选专家人选，或临时选择名单以外的专家接受采访。专家接受最新科研进展、事件发展情况的采访前，传播小组应与专家进行沟通。

（2）联合采访：邀请 4～5 家媒体就共同关心的话题同时对采访对象进行采访。适用于亟须澄清的问题或缓解采访对象接待压力。为达到最佳效果，通常考虑邀请媒体电视、广播等多种媒体形式或媒体覆盖面交叉互补。

（3）新闻通气会：非正式的与记者交流的方式。可以介绍传播小组下一步工作计划，掌握记者所关心的问题，了解他们的需要，调整下一步的传播策略。也可请有关专家到场，介绍相关科普知识，答疑解惑。

（4）新闻发布会：重要新闻信息正式发布方式的一种，发布信息并回答记者提问。以传真发送邀请函或电话邀请的方式通知记者参加，通常 30～50 人，有主持人、发布人（也可有辅助发言人等）。一般提前 1～2 天确定主持人、发布人，预订会议室、音响，并通知警卫室有关情况，准备好印发的新闻稿、会议日程，通知记者。

（5）记者招待会：围绕某重大事件为核心召开的媒体交流会，一般不主动发布新闻，以回答记者提问为主。有两种方式供选择：一是比较严肃的形式；二是形式较随意。

3. 向公众传递信息

（1）通过网站、微博、微信等自媒体发布信息。应了解其他网站、微博、微信已经有了哪些信息；确定定期需要哪些资料来满足网络上的信息需求；定期把已在官方网站和官方自媒体发布的信息制作成一个回顾表，以确认这些信息仍然是准确的。

（2）开通电话咨询热线。在与健康相关的突发事件中，免费的信息热线是有价值的信息传播工具。它能提供其他媒体所没有的信息，也能为无法上网的群众提供相关的介绍、解答疑问。热线电话开通的步骤为：确定咨询热线数量并确保开通、确定接听时间；安排接听人员并进行培训；在媒体公布热线号码；接听中出现的问题及时反映到突发事件信息传播小组，群众普遍关心的问题可在媒体统一解答。

三、突发事件传播总结评估

突发事件情况变化迅速，事件处理过程中，传播者必须重视信息发布后产生的效果和存在的问题，立即进行评估，并及时调整传播策略。

（一）工作提示一：传播效果检验

1. 传播效果检验不是一次性工作，是否每一次信息发布后都进行了？
2. 媒体的报道与群众的反应是否做了有效收集？
3. 信息得到媒体与公众的正确理解了吗？有哪些偏差？是否有必要作出更正？
4. 现有信息及传播效果能否满足公众/媒介对信息的需求？
5. 向公众和媒体、内部工作人员提供信息的方法有效吗？
6. 所有信息都是及时提供的吗？信息发布程序中有哪些环节花费时间过长吗？
7. 信息发布工作对事件的处置起到促进作用了吗？

（二）工作提示二：传播工作阶段检验

应用以下检验单定期进行检验：

1. 每天或每周的新闻发布数量需要增加还是减少？

2. 是否需要增加或减少安排采访的次数？

3. 是否需要增加其他传播方式？

4. 人力资源调配合理吗？正在发挥应有的作用吗？

5. 突发事件信息传播小组每天的工作时间应当增加还是减少？

6. 是否需要值夜班？是否需要设立后备工作队伍？

7. 是否需要采取措施降低工作人员的压力（如限制换班的时间长度、休假、锻炼等）？

8. 突发事件信息传播新闻发布批准程序继续使用，还是恢复到正常的工作程序？

（三）工作提示三：传播工作总结

1. 是否在突发事件处置之后，尽快召集参与人员进行总结？

2. 按事件和决策时间顺序，汇编和分析媒体报道，对照分析媒体报道与发布的信息？

3. 是否已邀请传播工作人员、专家、记者、新闻传播专家座谈，共同对传播工作进行全面评估？

4. 是否已根据事件暴露出公众信息欠缺，加强相关知识宣传教育？

5. 是否针对问题，修正机构形象？

6. 是否针对事件经验和暴露问题，修订信息发布的相关政策、程序及本传播预案？

7. 是否对事件报道突出贡献单位或个人给予鼓励？

8. 是否对传播工作不力，导致严重后果的给予处罚？

9. 是否根据工作人员工作中出现的不足，提供相应培训课程？

附录：

表 2-2　各项传播工作具体负责人

职责	负责人	工作职责	汇报对象
宣传总负责	机构副职	总体协调，联系领导，批准传播策略	机构负责人
新闻发布	新闻发言人	通过媒体对外发布新闻或接受采访	宣传总负责
宣传执行	宣传科主任	传播策略的执行	新闻发言人
发言人助理	宣传科主任	辅助发言人开展工作	新闻发言人
媒体联络	宣传科工作人员 1	媒介监控及传播效果分析、总结	宣传科主任
		安排新闻发布会、会务	
		受理、安排记者采访	
		通过本部门网站发布信息	
公众传播	宣传科工作人员 2	热线咨询电话的设立与维护	宣传科主任
		通过手机短信等发布信息	
地方传播	宣传科工作人员 2	与事件发生地方卫生新闻部门进行信息沟通	宣传科主任
内部传播	宣传科工作人员 3	编写工作简报、安排工作会议、在内部网发布消息	宣传科主任
		与相关科室、直属单位进行信息沟通	
		与相关机构新闻办人员进行信息沟通	
国际传播（如需要）	国际合作工作人员	收集其他国家及国际组织相关信息	新闻发言人
		如有必要，向相关国家或国际组织发出信息	

表 2-3　突发事件传播医疗专家组联络表

姓名	专业领域	职务、教育背景	是否受过传播培训	联系方式

表 2-4　突发事件传播小组成员联络表

类别序号	姓名	职务	电话	手机	电子邮箱	非工作时间电话

表 2-5　突发事件传播新闻传播专家组联络表

姓名	专业领域	职务、教育背景	主要研究方向	联系方式

小贴士 2-1　制订预案常见问题及预案核查

制订预案存在以下常见问题，应在日常工作中尽量避免：

1. 预案过于简单　预案只是粗略的条块化内容，无可操作性。危机发生之后，要再根据实际情况作判断。这种预案需要在实际工作中，根据发生的事件细化，或者附上不同类别问题的细致处理流程。

2. 预案过于教条　全盘照搬模板，不符合实际情况。预案模板是参考，具体拟订时需要根据实际情况对照分析，经过周密讨论方可落笔。

3. 预案过于冗余　制订得看似全面详尽，但用起来烦琐。一份预案不在于内容长短，而在于恰到好处，适合工作现状，既不过于复杂也不过于粗犷。

4. 预案流于形式　预案只存在电脑里，相关人员不知道自己的职责，不知道怎么使用预案，应有的物资也没有配备。预案成为只"预"而无"案"的空文。

5. 无启动条件　对于以往突发事件总结不够，何时启动预案、启动哪个级别的预案无约定。导致的结果是，预案只是纸面的，无法与实际工作有效联系起来。

6. 预案所附联络信息无更新　人是预案实施的核心，如果联络信息不更新，常会导致关键时刻联络不上，而贻误处理事件的最佳时机。

7. 对预案从不作调整　应做到每半年或 1 年检查 1 次，根据新出现的情况作出相应调整，如舆情复杂了需要增加人手，人员科室合并后联络人变更等。

小贴士 2-2　如何通过核查得到一个适用的风险沟通预案?

核查一个风险沟通预案，要从以下八个方面入手：

1. 谁需要纳入小组是否已明确？

2. 沟通协调是否相对简单？

3. 各成员是否曾合作且彼此信任？

4. 一旦出现风险，能按计划进行吗？

5. 工作小组灵活度是否与各种事态进展相适应？

6. 是否注意辨别利益相关者？

7. 是否考虑到技术人员与管理者意见不一时应怎么办？

8. 是否关注到公众与专家的风险认知差异，例如人们关注危机后采取的行动超过危机本身？

第三节　应急新闻管理流程

突发卫生事件复杂多变，其发生的时间、地点、类别等都不可预测，一旦发生后进展迅速，短时间内就有可能造成局部混乱、严重的财产损失甚至人员伤亡。因此，在平时做好充分的卫生应急沟通准备，建立良好的沟通流程，是应急沟通的基础。危机传播预案完善与否，对机构形象的影响效果迥异。本节将从"危机前：机构制度及保障机制""危机中：新闻发布及现场管理""危机后：善后处置及总结评估"三个角度分别介绍应急新闻管理流程。

一、危机前：机构制度及保障机制

（一）指挥机构组成及职责

突发事件新闻报道应急指挥小组由宣传科牵头，党办、院办、应急办及负责事件处置的相关部门负责同志参加。一般性突发公共卫生事件新闻报道工作，由宣传科统一组织协调，主要负责向上级主管机构传达有关工作部署，制订新闻报道方案；组织召开新闻通气会、协调会和发布会，及时向新闻单位通报工作情况，提出报道要求；根据事件处置的进展情况和境内外关注的热点，及时调整报道内容，审定相关稿件；协调有关单位和部门为媒体提供信息情况；收集上报舆情，提供决策参考。

（二）例会制度和值班制度

突发事件新闻报道应急指挥小组根据事件处置进展情况和工作需要，定期组织召开新闻宣传工作例会，通报工作进展，汇总报道情况，分析研判舆情，安排部署宣传报道及舆论引导工作。各成员单位实行 24 小时值班制度，确定专门负责人、联络人及联络方式，确保联络渠道畅通。

（三）应急指挥保障制度

提高突发公共卫生事件新闻报道的应急保障能力，配备广播电视视听系统、先进实用的通信设备及交通工具、必要的保障用品和相应的应急无线频率，保证能在第一时间赶赴事发地组织协调宣传报道，保证全天候应急通讯能力，保证全面掌握宣传报道动态。

（四）应急后勤保障制度

行政后勤部门要纳入应急保障运行体系，及时为前方采访人员提供食品、药品等必要的生活物资，保证在特殊环境下顺利开展工作。要建立资金、物资储备，保证紧急情况下使用。要为现场采访记者配备基本安全防护设备，保证记者安全。

（五）应急专家队伍

要建立医疗专业、新闻传播技术知识的医疗应急、新闻传播权威专家库。适时邀请相关专家接受媒体采访或指导危机传播工作，有针对性地做好舆论引导工作。

（六）启动方案

发生有重大影响的突发公共卫生事件后，应急指挥小组立即启动本实施方案，各成员科室要及时、有序地开展工作。

二、危机中：新闻发布及现场管理

（一）建立事件舆情信息快速收集研判机制

宣传科组建通讯报道队伍，加强本次事件的舆情信息收集，编写舆情信息专报，提出对策意见，为党委决策提供参考。

（二）发布职责

发生有重大影响的突发公共卫生事件和一般性突发事件，由新闻发言人依照法律法规和有关规定统一发布信息，做到及时准确、公开透明。

（三）发布程序

一般事件的信息发布由医院自行掌握；重大事件的个案信息，通过便捷有效的方式与上级卫生健康行政部门及时报告；特别重大事件需要获得信息发布授权。针对涉及突发公共卫生事件的各种谣言、传言，要迅速公开澄清事实，消除不良影响。

（四）发布方式

新闻发布方式主要有：举行新闻发布会、组织媒体报道、接受记者采访、提供新闻稿、授权新闻单位发布等。对于有重大影响和一般性突发卫生事件，由宣传科组织召开新闻发布会。

（五）现场采访准入

除涉及国家安全、国家秘密等特殊情况外，负责事件处置的地区和部门应当允许境内外记者按照有关规等和程序进行采访。

（六）现场采访管理职责

按照调控总量控制、持证采访、提供便利、依法管理的要求，明确现场采访管理职责。国内记者的接待和管理由宣传科负责；外国记者和我国港澳地区记者的接待由外事办按照规定进行管理。

（七）记者现场采访管理原则

根据事件处置和报道需要，可适度调控赴现场的境内记者数量，必要时核发现场采访证件，未持证件者不得进入现场采访。对境外常驻记者、持记者证入境的临时记者申请现场采访公共卫生突发事件的，可依照有关规定为其办理采访证件，使其在允许的范围内有序采访。

三、危机后：善后处置及总结评估

（一）善后工作

应急处置结束后，应急指挥小组根据需要，保留部分工作人员负责善后工作中的新闻报道事项。

（二）应急评估

深刻总结进一步加强应急指挥工作的组织领导，明确工作责任，不断提高突发公共卫生事件新闻报道工作的水平。

（三）总结评估

应急指挥小组组织有关地区、部门对事件发生、应急处置过程中境内外新闻媒体的报道情况进行全面总结与评估，并将总结情况上报。同时，应针对事件应急处置过程中新闻报道工作的成功经验及发现的问题，进一步修改完善工作预案。

（四）责任追究

要遵守法律法规、恪守职业道德。应急采访活动不得妨碍事件处置工作，把握不准的问题要报送有关部门或单位审定。对违反规定刊播虚假新闻、造成严重后果的，要追究相关责任。

小贴士2-3　突发事件新闻应对简要七步法

1. 把新闻发布作为事件处置的一部分。

2. 成立突发公共卫生事件新闻小组。

3. 指定一位新闻发言人并全程参与事件处置。

4. 建立信息发布审核流程（确定技术审核人＋行政审核人＋终审人）。

5. 设专门场所和人员负责采访接待并提供帮助。

6. 建立组织、机构内部沟通渠道（微信群、邮件群发或内部会议或通过内部电视台等）。

7. 调动专家的力量协助、指导开展信息发布或健康科普（包括医疗专家及新闻传播专家）。

案例 2-1 西安手术室自拍事件

2014 年 12 月 20 日晚 6 点 20 分，陕西广播电视台"都市快报"栏目官方微博根据网友爆料，配上图片，发表了针对西安手术室自拍事件"一说为快"的微博。9 点 49 分，"都市快报"栏目又用 2 分钟的时间在电视上对此事进行了报道。从 2 分钟的新闻视频中可以看到，该栏目并没有对涉事医院和医生进行采访核实。对此，陕西广播电视台都市青春频道总监骞军回应称，他们的报道有自己的审核机制，如今网络上对此事的很多评论都不太理智，对报道一事不愿意再做回应。

针对网上热议的西安一家医院医生在手术台上玩自拍一事，西安市卫生局 21 日晚间公开回应称，经过排查比对，涉事医院为西安凤城医院，是西安市一家民营医疗机构。

经调查，网上所传照片拍摄日期为 2014 年 8 月 15 日，拍摄地点为西安凤城医院老手术室，拍摄目的是因手术室即将搬迁，启用新手术室，相关医务人员在完成手术后，为了留念，拍摄了本组照片。

根据《中华人民共和国执业医师法》《医疗机构管理条例》等相关法律法规，西安市卫生局作出以下处理决定：

1. 对西安凤城医院手术室自拍事件在全市卫生系统予以通报批评。

2. 按照《陕西省医疗机构不良执业行为积分管理办法（试行）》第十四条第三款，给予西安凤城医院扣 4 分的行政处罚。

3. 西安凤城医院对相关责任人进行行政处罚。给予常务院长闫某记过处分、留职察看 1 年，扣发 3 个月职务工资；免去分管副院长陈某的行政职务，扣发 3 个月职务工资；免去麻醉科主任张某、护士长田某行政职务，给予记大过处分，扣发 3 个月奖金；所有参拍人员写出深刻检查，给予记过处分，扣发 3 个月奖金。

4. 责成西安凤城医院就此事件向社会进行公开道歉，并进行全面整改，加强内部管理，落实医德医风和职业道德教育，规范医务人员行为，避免类似事件再次发生[3]。

西安卫生局将在全市范围内开展医疗安全和医德医风职业道德教育专项整顿活动，认真查找医院管理工作中存在的问题，积极进行整改，确保制度执行到位，保证临床医疗工作安全。

事件背后

病人：我知道医生手术后拍照。

2014年7月24日下午，家住铜川市耀州区小丘镇凉泉村的白文海跌伤了腿。因为伤情严重，有的医院推托，有的说要截肢。无奈之下，家属晚上把白文海送到凤城医院。

郑晓菊与另外几个医生立刻进行了手术。手术从晚上11点一直持续到早上7点。

2014年12月23日下午，白文海已经恢复，回忆当时情景，他说："我在手术台上，还是躺着的。医生则是站着工作，很辛苦"。

2014年8月15日，白文海又进行了第二次手术。从早上10点一直到下午5点，手术很成功。自拍也就发生在这个时候。"我们成功避免了病人截肢，手术后的外形也处理得很漂亮。所有医生都很高兴，就像赢得了一场艰苦的战斗一样。"主刀的郑晓菊松下一口气，脱下口罩，准备离开手术室歇一歇。此时她已经连续工作了7个多小时。

不仅手术成功，这个手术室明天也要搬迁，要不拍张照留念一下？有同事提议。"我在这手术室一站就站了9年，哪能没感情？"郑晓菊和医生们拍了几张留念照。

"医生们拍照我知道，也同意了。"白文海对网络不太懂，只是很疑惑："医生辛苦那么久保住了我的腿，想不通为啥大家要批评他们。"

媒体未经核实即报道，引发舆论风波

2014年8月16日，有医生在微信圈里写了"值得永远记忆的一场手术"的文章以兹纪念。而就是因为文章所发的照片，引发了这场舆论风波。

2014年12月20日上午，一位参与拍照的医护人员的同学将此照片下载后上传到微博，并配上了评论："作为一名医护人员我想说难怪医患关系这么紧张，手术同时你们在做什么？"后被陕西广播电视台微博及栏目报道。

经验谈 2-1　针对突发新闻事件三阶段所采取的危机管理及应对措施

各单位宣传部门最头痛的一件事情就是在突发新闻事件出现时，是亡羊补牢为时未晚，还是积极应对主动出击。在这个阶段，最容易发生两类错误。一类是消极面对，希望不良舆论声音越来越小，但实际是越来越严重；一类是防御过度，拼命灭火，结果犹如火上浇油。事实上，在认清突发新闻事件的三个阶段后，我们可以采取相应的应对措施，通过危机管理，将突发事件的影响缩到最小。

一、突发事件潜伏期——创造良好的外部和内部环境

与媒体拥有良好的交互关系。首先，我们要树立一种理念，媒体是我们的朋友。让媒体不断发出医院的"声音"，一有助于医院形象的树立，提高品牌影响力；二有助于与媒体记者建立良好人际关系，少做负面报道，多做正面宣传；三有助于建立畅通渠道，帮助医院及时了解情况，做出相应对策，发布官方消息。

制定突发新闻事件应急处理预案。凡事预则立，不预则废。医院应针对可能发生的各类突发事件建立应急预案，依法管理，依制度办事。同时，医院应建立突发事件应急领导小组，在重大敏感事件暴发时，立即启动应急预案，并及时上报领导小组处理。

全院职工通晓危机处理原则。医院应加强对各级各类人员的培训教育，学习相关政策法规。突发新闻事件发生时，各级各类人员有义务在第一时间报告医院宣传部门，保证信息渠道的畅通；对媒体"三缄其口"，不随便回答问题，不随便发表观点；帮助医院进行正面宣传，充分发挥正确的舆论导向作用。

二、突发事件暴发期——多方沟通积极解决

对突发新闻事件的性质做出准确界定。对突发新闻事件关键点的判断可以帮

助确定危机的不同级别，以做出不同的应对方式。对于影响力较小的突发新闻事件，由宣传部门自行处理；对于影响力较大的，应启动应急预案，及时通报上级领导；对于重大敏感事件，应立即召集危机管理领导小组。

处理好与突发事件相关利益者的关系。突发事件的新闻效应，往往与相关利益者的态度有极大关系。在一些医疗纠纷中，相关利益人一开始就借助媒体力量，扩大事件的影响及范围。医院有关部门应积极主动地与相关利益者取得沟通，协商解决。不少突发事件在取得相关责任人谅解后，往往消失于无形。而确定解决不了的，应及时通知宣传部门，对可能出现的危机进行预警。

建立新闻发言人制度。对于影响力较大的危机突发事件，宣传部门应立即启动应急预案，并指定新闻发言人。医院其他部门及人员面对新闻媒体时，应根据医院的统一口径进行应答，或者引导媒体向宣传部门了解情况。

主动向媒体传播信息，并收集社会反馈意见。对于一些影响力较大的突发新闻事件一味采取"灭火"的方式是行不通的，反而有可能使公众接受片面的不利于医院的舆论。此时，医院应主动与主流媒体进行沟通，迅速、真实、准确地发布正面消息，帮助公众了解事件的真实情况。在网络时代，公众的反馈以秒计算就可获得，医院也需根据公众的主流意见进行宣传策略的调整，引导舆论走向，避免事态进一步恶化。

强有力的危机管理处理小组。在面对重大敏感事件时，医院应召集危机管理领导小组成员，针对重大敏感事件作出积极主动的应对。在此状态下，所应遵循的原则是"积极应对，谨慎处理"，制定一系列的危机公关策略，并通报上级主管部门，以取得行政干预的力量。

三、突发新闻事件消退期——总结经验教训

医院在突发新闻事件消退后，也应对事件进行反思。对于突发事件中存在的问题，要及时进行整改。对事件全过程中所做出的不当言行，要汲取教训以免再犯。同时，不断完善宣传部门的工作流程，对文字、图片的管理要不断加强。

（供稿：北京协和医院　陈明雁）

他山石　2-2　国际专家对突发事件沟通的忠告

笔者出席世界卫生组织在法国举行的风险沟通国际研讨会议并介绍了中国经验。对于突发公共卫生事件中的应对，多国专家提出了许多新颖的观点与忠告。这次会议是在墨西哥甲型 H1N1 流感引发的全球流感大流行之后的反思与探讨，以下观点是在对问题的洞察之上提出的。

世界卫生组织总部 Pat Drury 认为，没有哪一个机构拥有风险沟通所需要的全部能力，因此尽早发布并开展沟通协调十分重要。要建立良好的相互沟通理解的程序，尽早预演，并为不可预见的风险沟通工作准备相应资源，如，要为所知甚少而信息需求极大的情况做准备，要培训专家如何沟通"不确定性"。

联合国流感协调小组高级技术顾问 Julie Hall 提醒，在风险沟通中注意辨别利益相关者。世界卫生组织风险沟通项目负责人 John Rainford 认为，协调解决政策之间的冲突，尤其是经济、社会发展与第一次宣布之间的冲突十分重要，我们需要考虑当技术人员与政治家意见不一致时该怎么办。

美国卫生部公共事务部主任 Bill Hall 总结，大小适中的风险沟通合作小组、各机构目标接近、良好的合作关系、信誉度高、相互信赖、以往良好的合作经历等是成功风险沟通的要素。针对"沟通协调"需要考虑的问题是，协调是否相对简单？谁需要纳入小组是否开始就明了？按计划进行吗？系统的例行检测？工作小组灵活度是否与事态进展相适应？是否有政治等其他因素影响等。

加拿大渥太华大学的 Louise Lemyre 博士说，公众与专家在风险认知上存在差异，人们关注危机后采取的行动超过关注危机本身。人们对风险的接受是多个信息涟漪共同作用的结果。人们对风险的推断非理性且不符合逻辑，比如人们可能会认为"核放射风险＞化学风险＝爆炸"。调查表明，成功沟通的影响因素中，诚实占 64%，演讲技巧占 56%，为公众考虑占 55%，而能力仅占 34%。

第三章

突发事件的媒体应对

这个社会尊重那些为它尽到责任的人。

——梁启超

危机管理与常态下的新闻宣传工作有紧密的联系。危机事件具有突然发生、变化迅速、时间紧迫、影响深远等特点。本章将重点就突发事件分类特点、应对原则、信息模板、应对案例等进行讨论。

第一节　医院突发事件分类

医院突发事件是发生在卫生领域的一种大众传播现象，指由媒体或企业、社会组织、个人、政府部门等发起，就具备一定社会基础的卫生问题，通过媒体集中、持续报道或媒介间联动，赋予一件潜伏在公众视野下的事件显著性，使可能原本不在公众视野内的事件成为社会关注的焦点，引发媒体、当事人、公众之间的互动，产生广泛社会影响。

一、从突发事件诱因角度分类

从传播学角度来看，"事件"是指一个完整的大众传播过程。事件发生发展的过程中，就有机会通过一定措施，来改变其影响，抑制或中止其过程。突发事件从引发因素角度，可以分三类：

第一类是非人为因素引发的，如地震、水灾、传染病流行等造成伤亡，引发媒体关注。

第二类是由于人为因素的影响产生事故、灾难等，如车祸救治、医院安全事故等。

第三类是"媒介事件"，即完全由人为因素主导引发。事件的发起者并不限定为媒介，政府部门、企业、个人都能成为发起者。有的是为营造媒体形象由媒介发起；有的是为引起关注、促进个人问题的解决而发起；有的甚至是出于公益目的由个人发起等。

上述突发事件所涉及主题通常具备一定社会舆论基础，媒体关注度、公众注意力会持续 1 ～ 2 周，给当事机构或个人带来巨大压力。突发事件中，通常有媒介、当事人、公众三者间的互动，即"共同推动"，共同推动的结果，往往要么一种声音压倒多数，在这种声音的逼迫下形成一边倒的局面；或者两种意见势均力敌、相持不下。几方的合力常可以使新闻事件的发展产生质的变化，取得意想不到的效果。

二、从事件发起者角度分类

除自然发生的事件外，人为因素引发事件的发起者可分为媒介、政府、社会组织、企业、医院等。发起者有时与媒介同为一体，即在媒介化的动机下，媒介在接到报料后或自行发现线索，自行报道的事件；另一种情况是发起者与媒体不相关，如动物保护组织要求西京医院解救被围困在暖气通道里的流浪猫，就是由公益组织发起的公益事件。从引发事件的媒介类别角度看，电视直播曾是公共卫生媒介事件主要类别之一，报纸连载、网络讨论及转帖、周刊类杂志等都可能引发公共卫生媒介事件。近年来，网络公共卫生媒介事件呈多发趋势。由于网络是集个人私密空间、情绪化鲜活发言及快速传播利器于一体的特殊媒介，因而由网络引发媒介事件的相对较多。由杂志引发的公共卫生媒介事件相对较少，可能与杂志的受众面窄、发行周期长，很难在短期内吸引到足够多的受众有关，当然也与办刊方向、办刊理念有关。传统媒体与社交媒体结合，也可能引发媒介事件。

三、从事件责任角度分类

（一）医院作为医疗服务主体的突发事件

1. 自然灾害事件中的救治　包括对地震、火灾、泥石流、雷击等灾害伤者的救治，其特点是：通常伤者受伤原因清楚，由于天灾导致，属客观原因。

2．事故灾难类事件中的救治　包括车祸、坠机、火车脱轨、地铁碾压、踩踏等灾难事件中的救治，其特点是，伤者多由人为原因造成，在救治时一般事故原因不明或责任不清，有待进一步调查。通常有机构或个人为事件负责，涉及利益相关者较多。

3．公共卫生事件中的救治　包括非典型性肺炎、甲型 H1N1 流感、人感染禽流感、手足口病、甲肝暴发、流行性脑炎等甲类、乙类传染病疫情的患者救治。疾病自然流传，但有时候涉及防疫过程中的责任，如没有按常规隔离导致学校集中出现结核疫情，通常没有机构或个人为事件负责，但也有特例。

4．重大事件或敏感事件中的救治　如 2008 北京奥运会中伤者救治。

5．刑事案件中的救治等　刑事犯罪，有机构或个人为事件负责。

（二）医院或个人作为责任主体的突发事件

1．医院社会治安事件或刑事案件　如医院新生儿被偷等。

2．医院工作人员对患者的违法违规行为　如天价账单、用错药等。

3．医院突发安全事故　如氧气瓶爆炸、检查设备故障、收款系统瘫痪等。

4．医院工作人员对医院、同事的违法行为　如医院财务人员挪用公款。

医院声誉的组成部分：医疗服务声誉、人文关怀声誉、医疗质量声誉、管理声誉等。各部分之间相辅相成，但在医院声誉的组成中并不均等。对公众来说，医院声誉中，医疗服务、医疗质量、人文关怀声誉占主要部分，是患者更为看重的。而由于管理得当与否不直接作用于患者，对普通公众来说，管理声誉在医院声誉中所占比例较小。而对医院管理者或卫生专业人士来说，相对更看重管理声誉、质量声誉及服务声誉。

如果沟通处置不当，这类事件，尤其前三种涉及安全或可能影响治疗的事件，对医院的声誉影响可能是致命的。在工作人员违法事件的新闻应对中，医院需要快速切割责任，讲明事实方能缩小影响。

（三）医院作为声誉攻击对象的危机事件

1. 以攻击医院为目地的谣言事件。

2. 以攻击医院为目地的媒介事件。如患者家属通过媒体向医院施加压力而责任不在医院。

此类事件往往有产生的背景、根源，是一个较长的过程，但如果内部沟通机制、外部反馈机制、舆情监测机制不健全的话，往往在发现时已经造成广泛影响。因此，应对此类事件，迅速反应是第一要务。

四、从信息传递形态角度分类

突发事件中媒体间互设议程，先发布的媒体为其他媒体提供报道方向，同时，其他媒体的报道又可能被媒体用作论据或报道内容。根据舆论传递形态，即媒介议程设置模式分为三类：第一种是射击式，通常由一家媒体射击（发布）后迅速散开，其他媒体广泛跟进，如巨能钙事件；第二种是涟漪式，多家媒体首发，之后以水波纹荡漾的模式，影响更多媒体跟进，如一次部委新闻发布会后，多家媒体同时对发布会上争议性话题"取消中医"进行报道；第三种是爆米花式，在同一时间段内，多家媒体对同一事件的自发式连续报道。

第二节 医院突发事件特点、意义及应对

一、医院突发事件特点

（一）健康相关性

健康是人类生存的基础，健康相关性是卫生类事件所独有的特性，这个特性

加大了事件的处置难度，也使其应对更具必要性。由于事件的主题与疾病、健康甚至生命安全相关，其与教育、科技、治安等媒介事件等相比，事件中公众的卷入面更广泛，更易获得公众密切的、深层次的关注。

（二）公共话题性

可以说，医院突发事件往往与许多人息息相关，同时具备丰富的新闻要素，例如，包含了同情（涉及老、弱、病、残人群，如海城豆奶事件中的孩子不明原因死亡）、存在伦理或法律争议（如海南医院"交叉换肾"事件）、讨论技术悬疑（如开颅手术戒毒）等天然新闻要素，与其他新闻相比，相对容易登上媒体的头版头条，迅速成为公共话题或街头热议。卫生话题有利益群体全民性、地域分散、表现冲突激烈等特点，地域分散但通过媒介进行聚合。

（三）舆论同化性

舆论是公众关于现实社会以及社会中的各种现象、问题所表达的信念、态度、意见和情绪表现的总和，具有相对一致性、一定的强烈程度和持续性，并对社会发展及有关事态的进程产生影响。舆论的主体是公众，客体是现实社会，以及各种社会现象、问题。由于媒介的强势话语权，往往一种声音越来越大，另一种声音越来越微小，中立、客观声音被淹没在噪声的海洋里，达到一定程度，则形成沉默的螺旋现象。这种现象不仅存在于公众间，也存在于媒介间，使舆论短期内同化。[2]

（四）应对紧迫性

紧迫性是事件从由头到发展、演进，直至成为媒介事件过程的抽象概括，尽管一个事件的影响可能延续几个月甚至几年，但其演进过程是短暂的。当事人、机构瞬间面对强大的舆论压力，公众的安全感得不到满足、医院面临信誉和经济损失、政府部门的公信力及形象受损，不断有更多媒体参与报道。情况瞬息万变，舆论飓风、信息翻转、蝴蝶效应，无论企业还是政府、组织，反应时间都非常有限，必须在短期内迅速做出判断和应对，一旦错过最佳时机，后果堪忧。

（五）影响深远性

影响人群的复杂性　影响人群包括媒体、公众、专家、政府等。从某种意义上讲，媒介事件是利益群体分化斗争的产物，对利益公众、相关公众、外围不相关公众均造成不同程度影响。媒体、公众、行业、专家、政府均卷入其中，

影响地域的广泛性　通常由地域性辐射全国，甚至产生国际影响。媒介的同步传递已经把地球村甚至变成了地球大家庭，信息能够瞬间通过多个媒介流向全国、世界，因而地域广泛。

对个人影响程度的深层次性　表现为不仅影响公众认知，而且左右公众态度，最终造成公众行为的改变，如因担心致癌拒绝购买某种品牌的牙膏，非典期间因认为可防病形成板蓝根、白醋抢购风潮，因担心传染疾病拒绝到某地旅游等。

总结近年来，媒体上出现、产生重大影响的报道，如八毛门、缝肛门、录音门、产妇死亡、手术室自拍等，皆具有媒介事件的特点。医院突发事件有形的消极影响，是影响区域经济甚至国家利益，无形的但又更为重要且易被忽视的消极影响有三点：一是使公众抛弃正确的健康观念，树立错误的健康理念；二是从媒介环境的角度看，医院突发事件制造了一个虚拟的"影子环境"，影响了受众对社会真实环境的认知；三是从对应对主体的角度看，医院突发事件严重削弱了应对主体的社会公信力，给这些机构或组织带来长期负面影响。

二、医院突发事件的意义

如同一枚硬币的两面，医院突发事件既有消极意义又具有积极意义。从积极角度说，突发事件在媒体的广泛参与下，能起到赢得关注、更新信息、扩大宣传、增进理解的作用，具体来说有三方面：

1. 医院突发事件是社会对卫生行业舆论的晴雨表及民意的宣泄口，也是医

院必须紧抓的宣传风口 公众对于行业和医院的要求、诉求和看法，借助媒体渠道反馈出来，并通过媒体的放大效应引起医院决策层关注，从而可以促成问题的解决。从另一个方面，媒体引发的高关注度可以使一家不出名的医院或医生一篇报道走红，使医院获得口碑，即使事件本身有一定负面性，处理得当仍可获得正面形象。

2. 具有促进社会整合的作用 通过媒介的社会协调功能，对信息的选择、解释和评论，把社会各个部分联系起来，协调一致，融合为一个有机整体，形成新的舆论。突发事件是媒介融合功能的集中体现。突发事件具有新闻事件所不具备的强大的社会影响力，能够起到凝聚民心、化解矛盾、延缓冲突、整合社会的作用。比如2015过湘潭孕妇死亡事件后，社会媒体与自媒体对于"羊水栓塞"的科普传播，使公众充分认实到此疾病的凶险，使"孕产妇死亡率连年下降背景下生孩子是没有风险"的这一不科学的观点得到纠正。

3. 促进公共政策议程设置的一种途径 常态维持运转，变化推动进步。由于媒体、公众强大的舆论压力，医院突发事件的话题，常能促进某些议题被政府部门关注，从而转化为推动技术进步、政策改进的积极因素。其中一个典型案例是，2003 年 2 月，新华社记者朱玉《龙胆泻肝丸是清火良药还是"致病"根源？》等系列报道，震惊了国家药监局和众多的"龙胆丸"受害者。报道中，许多人发现，自己迁延不愈的肾病（肾损害甚至肾衰竭、尿毒症），竟然是因为平时"上火"、耳鸣或者便秘所服的龙胆泻肝丸所致。报道最终促使有关部门下令将该药物中的一味药"关木通"换为"木通"。

三、医院突发事件应对原则

突发事件应对原则主要有下几条：

1. 要快速反应需要建立完善的危机应对机制。

2. 指定发言人统一口径对外，并通过培训使全员了解该制度。

3. 统一第一时间应对原则，即知晓事实时发布事实，没有事实时表达态度，以获得第一时间的信息控制权，成为第一个发声的核心信息源。

4. 做好组织内部信息沟通，对事态保持密切关注，使全员了解事态进展，并支持医院立场；持续发布信息。

5. 全面、公开、透明，直至事态缓和、结束。

以下为非人为因素事件应对尤其需要注意的：

6. 与应对实体突发事件一样的步骤与举措应对突发事件。媒介事件往往被认为是媒体炒作，机构可能认为"事实不是这样的，让媒体炒去吧"。事后才发现，事件本身对机构造成的影响是巨大的，同样要尽早行动。由于媒介类事件中医疗机构往往是被动卷入。处于舆论漩涡中，确实存在应对风险。

7. 在应对中，重新为事件定性、更新事件缩略语，并在发布中持续使用这个界定语。如媒体已将某事定义为"非法行医"事件，行政部门在介绍此事时，建议定义为"某某医院抢救事件"。如果仍沿用旧称，实际等于承认媒体对此事所持的观点。另外，注意对同一个词语公众和专家双方可能存在不同认识。

8. 主动设置议程，带领媒体向前。如在"教授死亡"事件中，继续就是否"非法行医"纠缠下去不会有结果，需要新的话题来引导整个事件向理性方向发展。如医学生参与救治、医学生的培养等。

9. 需要就事件中存在的部分差错道歉，如确有差错。如某媒体报道中"病历上没有上级医生签字"属事实的话，当事机构就要认错并道歉，并为此承担相应责任。事实上，该医院在第二封声明里已承认此事，这种诚恳的态度对于赢得信任很重要。

10. 对于中性或正面突发事件，积极回应并采取行动。借机会介绍已开展的相关工作，及未来计划。突发事件中的正面事件，往往会给组织带来机遇。借助突发事件炒作，可以提升机构知名度、美誉度。

四、医院突发事件信息发布核心内容

医院突发事件应对信息包括三个方面：一是事实信息，重点是以数据或描述对已发生的事实的介绍；二是关照信息，关照信息指表达情感、信息透明的信息；三是补充信息，即对在公众与医院在信息理解方面的不同进行澄清，重点阐释。

一个事件中不同阶段信息需求不同，需要对上述三类信息并非要交织灵活运用，形成突发事件应对信息。

（一）事实信息内容

事实信息易于理解，因事件的不同而异。

事实信息一：关键并容易疏漏的一点是，首先要告知公众所取得信息的时间节点，即"截至＊日＊点"。避免因统计时间变化引发数据混乱。

事实信息二：事实信息需要准确、无误。如果可能，提供救治数字和细节。提及伤患者要注意伦理及伤患者隐私，如提供图片不能引起公众心理不适。

如果有些事实拿捏不准或尚在核实中，可以待核实后再提供。

（二）关照信息内容

关照信息一：如果需要，请重新定义事件，给事件一个符合事实的理性冠名，隔离先入为主的判断或情绪因素。如"某医院教授死亡事件"重新定义为"最近媒体报道的医疗纠纷"，将"毒疫苗事件"重新定义为"计划免疫事件"。

关照信息二：告知你所了解的事情受到舆论关注，有助于建立与媒体、公众的联系，及提醒公众理解你所处的状态。如"在座的媒体都非常关注"。

关照信息三：事件处置及信息透明进展，如"有关事件正在调查处理中，我们及时向媒体做了通报"。

（三）补充信息内容

补充信息一：表明观点，告知信息差异点。"这一事件媒体和公众非常关注，作为医务界也非常关注。而且医务界的理解和公众的关注点有不大相同的地方"。

补充信息二：从事件对方当事人角度阐释，并强调事情重点。

补充信息三：从发布者与媒体关系角度，给予总结、反思。肯定积极方面，表达对此事中报道的态度。

以下为补充信息举例：

某医学教授在就职的大学医院做了腰椎手术后突发肺栓塞死亡。中央电视台等媒体进行报道，引起广泛社会反响。部委召开例行新闻发布会上，发言人对于记者提问就此事件予以回应。

发言人答道：关于最近媒体报道的医疗纠纷，在座的媒体都非常关注。有关事件调查处理的情况，卫生部及时地给媒体做了通报。既然提到这个问题，我想补充两点：一是对这一事件媒体和公众非常关注，作为医务界也非常关注。而且医务界的理解和公众的关注点有不大相同的地方，所以我想做一下补充。另外，从公众的角度来说，我想作为每一个人，如果说他身患疾病，他希望得到资深医生的治疗，这种心情我们是完全理解的，重要的是保障医疗安全。这件事使我想到我自己在医学生实习阶段的一些感受……，在这里提醒公众，为了我们每一个未来医生的成长，大家还是应该理解、关心、支持这些医学生的临床带教工作。关于这个报道，反思起来我认为也有值得检讨的地方。我作为卫生部的新闻发言人，我们一直致力于跟各位媒体人加强沟通。首先我们欢迎媒体的监督，但是我们也期待着媒体的报道是客观公正的。长期以来，我们和中央电视台保持着良好的沟通和合作，中央电视台在做好卫生改革与发展的宣传方面给予了我们非常大的支持和帮助。但是对这件事情的报道，我作为新闻发言人认为很遗憾，在双方的沟通方面，应该说有做得不到位的地方。以上是我对这件事情的两点补充。

第三节　灾难事故中的医院媒体应对

一、医院在自然灾害事件中的媒体应对

自然灾害中开展抢险急救，开展医疗卫生系统发扬敬佑生命、救死扶伤的

职业精神。一般自然灾害影响较大、持续时间长，救治的全过程都可发现宣传亮点。如果组建救援队进行宣传，则需要对救援队赋予宣传职能，进行全面、系统的宣传。

信息发布上，在保护伤者隐私或征得伤者同意的情况下，以本院开展的救治工作进展为主。就事件本身来说，检查入院、专家会诊、欢送出院等各个环节都可通过媒体开展宣传，治病救人、大爱无疆、忘我工作、无私奉献的温暖故事为公众和媒体期待，易于激发正向的情绪，传递正能量。对媒体宣传，需要兼顾伤者及社会公众的需求，如救治过程中需要外界帮助（如协助伤者寻亲、寻求特殊型血液等），以及就灾害事件救治心得向公众提出自救提醒等，都可以通过媒体发布信息，有助于增强社会对医院的正面印象，增加医院曝光度。

经验谈 3-1　北京大学附属第三医院汶川地震救援中的媒体应对

2008 年 5 月 12 日下午 2：28 时，四川省汶川县发生 8.0 级特大地震。北京大学附属第三医院（以下简称北医三院）迅速启动抗震救灾应急机制。下午 5：35，医院接到北京市卫生局第一个紧急电话，要求医院派 3 名骨科大夫赴灾区救援，6：00 医院将人员名单传真至北京市卫生局。随后 22：30、次日凌晨 3：55、4：00，又分别接到市卫生局、卫生部的紧急电话要求再增加骨科、急诊科护士，卫生部要求刘晓光副院长亲自带队。13 日 6：00 紧急集合，9：00 医院派出的首批以骨科医护为主的 7 人医疗队携带重 5 吨、价值 40 余万元的医疗物资从医院奔赴灾区。

一、保住生命，更要减少病残率

截至 2008 年 6 月 2 日，医院共派出 8 批 24 名抗震救灾医疗队员。首批医疗队诊治 2098 名患者，进行复杂手术 74 台，抢救危重病人 370 人，转运伤员 365 人次；医院第二批医疗队成员向参加长短途转运病人 47 人次，行程 5 千公里，司机平均每天开车 10 小时以上，有时还会连轴转。医院肾内科两位医生和护士均在成都市第二人民医院肾内科血透室、ICU 病房工作。巡诊防疫宣传 20 多个村镇，1115 人次；院内会诊 3 例；常规血透 158 例，病重患者血透 5 例；帮助血透室改扩建工作，5 月 23 日至 25 日，从原有 4 台血透设备增加到 12 台，并培训 10 名护士；5 月 19 日帮助疏散 10 名病人；帮助医院成功开展新业务技术 CRRT10 例。在成都市第六人民医院，医院两名危重医学科大夫负责治疗病人 30 余人，其中病重 3 人，开展技术 CRRT 培训，并参与转运病人。

二、火线建立"北医三院 – 雅安"QQ 群

为方便前后方及时沟通、交流，加强前线医疗救治工作的宣传，医院在 21 日建立了"北医三院 - 雅安"QQ 群。QQ 群成为前方队员与家属、与医院领导、科室领导和同事们的交流平台。院领导们在 QQ 群里与前方队员保持着互动。医院领导在关心医疗队在震区工作的同时，也关心着队员的生活。一线队员们看到来自领导、同事、亲人的关心，更增强了抗震救灾的信心和斗志。医院宣传工作根据 QQ 平台上来自一线队员的鲜活资料及时整理，并进行了二次创作，极大地鼓舞了士气，传递了正能量。

三、自媒体、载体向院内外图文宣传

医院还通过官方微博、专题博客、网站、院报、门诊电子显示屏等多种形式，让外界及时了解医疗队员在一线的工作和生活状况，及时把他们的工作和生活动态和他们自己写的日记等信息及时向媒体发布。在抗震救灾 10 天时间里，编辑印发了 6 期抗震院报专刊；新浪"北医三院抗震救灾医护手记"博客和医院官方微博专人及时更新、维护，博客 11 天点击率近 20 万次，微博发表文章 200 余篇。医院网站上设立的抗震救灾专题和在线即时报道，通过图、文等形式使更多的院内外读者了解医院抗震救灾情况。

4 月 21 日凌晨 2：18 分，医疗队副队长兼支部书记杨雪松在赴雅安途中，以短信形式报平安并发来短信"飞机上的感动"，记录了在飞机上机组人员、中外

乘客对医疗队的关切及期待。医院官方网站、微博同步转发，对此次抗震中医务人员的形象影响较大。

四、创推"救灾医护手记"博客

为了及时了解医疗队员在一线的工作和生活状况，医院宣传组每天与前方队员电话连线，及时把他们的工作和生活动态，以及他们自己写的日记及时向媒体发布，并在医院简报和网络上刊登。在博客影响力最强的网站——新浪推出"北医三院抗震救灾医护手记"博客，同时，将前后方之间的手机短信作为博客主要内容之一。博客推出后，专人及时更新、维护。开博 11 天，点击率超过 20 万次。这固然与医院的知名度有关，也与此次精心设计、集中力量向外发布密不可分。另外，还在医院官方网站上设立抗震救灾专题，通过图、文、短信等形式使更多的院内外读者了解医院抗震救灾情况。院网专题、新浪博客的及时更新为更多关心抗震救灾、关心北京大学第三医院的人员提供了交流的渠道，医疗队员的派出科室、家人也纷纷留言。

五、配合媒体报道

4 月 26 日，新华社以此次抗震救灾涌现出的先进事迹为原型，刊发通稿。医疗队队长李危石事迹入选其中；新华社发稿《你当三次英雄，我当三次英雄家属》，内容为医院医疗队队员庄震妻子王威所写。

4 月 28 日，在国家卫生计生委主任李斌指示下，卫生部新闻宣传中心派四川省新闻宣传中心采访医院医疗队；同日，时任国家卫生计生委副主任马晓伟来到雅安灾区检查指导工作，并亲切接见了医疗队队员，交谈期间他亲切地称杨雪松为"老杨"，并问起"飞哥"是哪位队员。他说自己每日都在关注着医疗队的消息，"老杨"的短信已广为流传，对"飞哥""通体"等队员使用的词语也非常熟悉。

5 月 6 日，国家宣传部门下发"关于做好部队官兵和医务人员抗震救灾先进事迹宣传报道的通知",医疗队队长李危石事迹入选其中。

5月10日,人民日报刊发《余震中,他如磐石屹立手术室》,详细记述了此次抗震救灾医院医疗队及队长李危石的先进事迹。

据不完全统计,5月13～29日,人民日报、健康报、北京日报、北京晨报、北京晚报、法制晚报、中国改革报、北医校报等多家平面媒体宣传报道医院稿件(图片)50余篇(幅)。医院抗震救灾一线队员王圣林的日记在5月16日人民日报、北京晨报、北京晚报等多家媒体刊登,影响很大,积极地宣传报道了医疗人员在抗震救灾一线忘我工作的作风。此文还成为此次抗震救灾中一些媒体日记形式的开篇之作。新浪、搜狐、人民网、新华网、中新闻、光明网及一些都市报媒体网站都有医院抗震救灾相关报道。通过百度搜索,刊登或转载医院抗震救灾文章1000篇以上。

另外,中央电视台抗震救灾现场直播、健康之路,北京电视台北京新闻、抗震救灾现场直播、祝您健康,中国国际广播电台华语中心等都对医院抗震救灾一线队员进行了连线或现场采访报道。

六、小结

汶川地震后,北京大学第三医院抗震救灾医疗队作为首批国家医疗专家队圆满完成了抗震救灾重任。医院党办前方、后方配合,医疗救灾工作与宣传工作紧密结合,全方位开展了宣传。加强宣传增强人文关怀,进一步激发了全院职工的使命感和责任感。医院广大职工看到医疗队在前线的感人事迹后深受鼓舞,极大地激发了干劲,以更加饱满的热情投入到医院工作中。

(供稿:北京大学附属第三医院　仰东萍)

小贴士 3-1　医疗队救援宣传要领

1. 建立前方、后方及前方队员间的无隙沟通通道。

2. 救治医疗队至少配备一名宣传队员　如果救援队名额限制也可请救援人员兼职，配备照相机、通信等必要设备。重点负责接洽落实媒体采访，寻找新闻点。

3. 配合媒体采访　前方、后方配合好，需要注意针对不同电视、广播、平面、新媒体等不同类型特点提供相应协助。

4. 后方借助机构自媒体、官方网站、微博、微信及机构自有电子屏幕等载体开展宣传　使机构员工了解救援工作进展，使患者理解医院所开展的救援工作。注意自媒体标题、用语调性与整体宣传气氛和谐，避免因宣扬救治成功而忽略灾害带来的沉重感。

5. 注意避免对伤者过度宣传，以免影响伤者治疗与休养。

6. 媒体关心的话题　伤者目前的情况如何？救治措施及是否转诊？救治中的困难有哪些？救治过程中有什么典型的人和事？救治将持续多长时间？下一步的打算？对公众在事故中自救的建议等。

二、医院在事故灾难事件救治中的媒体应对

在事故灾难救援，因涉及事故责任认定等多方影响因素，信息发布需要慎重，在取得上级机构许可情况下向社会通报相关情况。另外，如果参与救治的不止一家医院，不得擅自发布伤亡人数等情况，一般应请示上级事件救治专职负责机构统一发布。

案例 3-1　天津大火事件中的新闻发布

背景：2017 年 12 月 1 日凌晨 4：07 时，天津河西区友谊路与平江道交口的城市大厦 B 座 38 层发生火灾，上午 6：40 时火势已被扑灭。根据现场反复清理检查，共有 10 人死亡，5 人受伤，伤者正在医院治疗。

据天津日报社"新闻 117"客户端消息，2017 年 12 月 1 日下午，天津市人民政府新闻办公室召开新闻发布会通报河西区城市大厦火灾有关情况。新闻发布会前，全体起立为此次事故中的逝者默哀。

天津市副市长孙文魁表示，这是一起重大的安全事故，负有不可推卸的责任，对遇难者家属表示慰问和深深的歉意。孙文魁起身鞠躬致歉，并总结这次事故再次暴露出工作中的缺点和不足。

新闻发布会上，河西区区长李学义通报，截止到 12 月 1 日中午，5 名伤员均情况平稳。10 人遇难，全部为男性，具体身份正在核实过程中。其作为区长也有不可推卸的责任，也深感惭愧和内疚。现场，李学义起立鞠躬致歉。并介绍火情控制、受伤人员救治，楼宇人员和现场围观人员疏散，周边道路及交通秩序疏导等工作，研究制定善后处置方案，就相关善后工作作出具体的部署。

河西区公安消防支队支队长蒋炳强通报了此次火灾的灭火救援情况。

天津市卫生计生委副主任王栩冬在会上介绍伤者情况：此次火灾共造成 5 人受伤，其中 2 人在天津医科大学第二医院治疗，3 人在市环湖医院治疗。具体情况为：天津医科大学第二医院收治两名患者，崔某，男性，48 岁，入院后生命体征平稳，被诊断为急性咽炎，接受吸氧、抗炎等治疗，现病情平稳；患者，赵某，女性，47 岁，到院后生命体征平稳，诊断为急性肺咽炎，给予吸氧、抗炎等对症治疗，现病情平稳。天津市环湖医院收治 3 人，患者，赵某男性，42 岁；刘某，男性，52 岁；王某，男性，53 岁，3 名患者到院后生命体征均平稳，均诊断为一氧化碳中毒，目前 3 名患者在医院已完成高压氧舱的治疗，病情平稳。

天津市急救中心接到事故报告后，第一时间派出 6 辆重症监护型急救车赶赴现场，将伤员送至医院；接诊医院立即启动应急机制，组建了由耳鼻喉科、高压氧科、神经内科、神经康复科、ICU、急诊科等专家组成的医疗救治专家组，开通急救绿色通道，开展病情评估、检查、诊断和对症治疗等工作，全力以赴救治救助伤员。并立即启动天津市突发事件医疗卫生救援应急预案，派出专人到救治医院协调指导，确保所有伤员得到科学有效的治疗。

按照市委市政府要求，市卫计委将全力以赴做好伤员的后续救治工作：一是密切关注伤员的病情变化，重点关注咽喉和肺部情况，以及一氧化碳中毒的脑变化情况；二是完善各项相关检查，特别是密切观察多脏器的功能状态；三是同时关注伤员的基础性疾病，及时调整相关的治疗方案。四是做好伤员的心理疏导工作。

小贴士 3-2　重大事故灾难应对要点及媒体信息需求

1. 重大事故灾难中通常会持续多次召开新闻发布会，以使社会公众保持对事态的了解。

2. 医院需要专人、全程处理事件，必要时成立医院突发事件新闻小组，协调业务部门随时向上级机构提供准确救治信息。

3. 随时做好向上级卫生行政部门提供信息、协助新闻发布的准备。

4. 配合发布准备详尽材料。如果出席发布会，注意着装符合事件气氛，表情通常肃穆，避免给人不经心、不重视的感觉。

5. 医院举行新闻发布，需要在事件救治专职负责机构新闻宣传组的统一安排、批准下开展。

6. 医院主动发布内容要点：救治过程基本情况、主要诊断及下步措施。

以下为媒体希望了解的信息需求：

7. 收治首位伤员时间及基本情况。

8. 应急机制启动与否，何时启动。

9. 医务人员紧急调集措施。

10. 生命绿色通道开通、成立救治专家组。

11. 主要创伤特点，可以个案说明，但要注意隐私保护，隐去伤者姓名。

12. 请医生个人谈谈现场救治过程、感受。

13. 总体救治情况。包括：入院人数、性别、创伤特征、主要救治措施、离院人数等及上级要求或指示等。

第四节 医患纠纷伤医及敏感事件
中的医院媒体应对

一、医院在医患纠纷事件中的媒体应对

经验谈 3-2 北京朝阳医院丈夫拒签致孕妇死亡

2007 年 11 月 21 日，22 岁的孕妇李丽云在首都医科大学附属北京朝阳医院（以下简称北京朝阳医院）京西院区死亡，由于"丈夫"肖志军拒绝在医院准备实施的剖宫产手术单上签字，该事件被媒体命名为"丈夫拒签字致孕妇死亡案"。社会各界围绕医院"见死不救"背后的法律困境展开深入探讨。手术签字制度为此饱受质疑。

一、事件经过

2007 年 11 月 21 日下午 4 点左右，一名孕妇因难产生命垂危被其丈夫送进北京朝阳医院，面对身无分文的孕妇，医院决定免费入院治疗，经医生检查该孕妇

需要立即接受手术从而确保生命安全，而其丈夫却拒绝在医院的剖宫产手术通知单上面签字，焦急的医生和护士们束手无策，多次劝解仍得不到其丈夫的同意，在抢救了 3 个小时后，医生宣布孕妇抢救无效死亡。该报道一经见报就引起了轩然大波，引起各方的讨论。

11 月 24 日 19 点，北京朝阳医院紧急约见媒体，本部医院和京西分院的院长、书记以及产科主任全部到场，介绍事件过程，并表明了医院的态度立场。

北京朝阳医院京西分院主管医疗的副院长赵立强表示，16 时 20 分，医院向患者丈夫肖志军征求是否手术，他说，"不能做手术，做了剖腹手术将来就不能生第二胎了"。赵立强展示了署名肖志军的"拒绝剖腹手术生孩子，后果自负"的手术通知单，落款时间是 2007 年 11 月 21 日 16 时 30 分。

在李丽云神志尚清醒的时候，医院医生曾经征求她的意见，是否同意做剖宫产手术，她摇头，并手指肖志军，示意听从肖志军意见。由于无人能证明肖志军与李丽云的关系，于是医院拨打 110，警察到来证实了二人是合法夫妻的事实，并紧急请该院神经科医生确认肖志军精神状况是否正常。担心病人无钱医治，医院启动了高危孕产妇绿色通道，让患者免费入院。17 时，患者情况急转直下，血氧骤降为 52%，麻醉科主任实施气管插管辅助呼吸，再次向肖志军交代病情，当时有其他患者表示愿意捐款资助，他仍拒绝手术。医院紧急上报上级主管部门，得到的指示为如果家属不签字，不得进行手术。18 时 24 分，彩超显示胎死宫内。19 时 25 分，患者最终呼吸、循环衰竭，心跳停止，抢救无效死亡。

11 月 28 日下午 5 时，北京市卫生局召开媒体通报会，就孕妇李丽云死亡事件通报调查结果。市卫生局新闻发言人邓小虹表示，李丽云就诊时病情已经非常危重，死亡不可避免，但剖宫产手术可能挽救胎儿生命；此外，北京朝阳医院京西院区的做法符合法律规定，并无过失。邓小虹说，医疗机构在施行手术、特殊检查或者特殊治疗时，要履行告知义务，必须征得患者及其家属同意，这是为了保障患者的权利，也是为了防止医院滥用职权。针对目前有关法律是否存在漏洞、是否需要修订的争论，出席媒体通报会的卫生法学专家孙东东表示，现有相关法律并不存在空白点，目前国内外所有的医疗法条，均需医疗机构遵循医疗告知义务，保障患者的知情选择权利。

2007 年 12 月 10 日，卫生部例行发布会后，卫生部发言人首次就丈夫拒签字后孕妇死亡事件表态。卫生部新闻发言人毛群安指出，事件发生后，卫生部非常重视。对这件事的发生表示遗憾，我们也对死者家属表示同情和慰问。他说，签字是必须的，患者有自行选择治疗方式的权利，同时，签字手术也是防止医院滥用治疗权利的有效方法……目前的这个制度是符合知情选择的……毛群安同时表示，手术之前必须征得患者或其家属同意并签字，并不表示医院是在规避风险和转移责任。如果签字后医院在治疗过程中没有按照医疗规范来做，那么责任仍然是在医院一方。毛群安表示，目前尚缺乏像肖志军这样的流动人口的医疗救助保障。对此，卫生部已经提请相关部门采取措施。他说，希望能够尽快建立对流动人口的救助渠道，设立"医疗救助基金"。

二、总结分析

1. 该案例是社会问题交织的综合体现　李丽云离家出走，结识了肖志军，两人靠打零工为生，固定收入是来自于救济机构的每月 100 元。其次，公众及媒体对于重症孕产妇预后医学常识缺乏。

2. 尽管医院做了一切努力，但仍不得不面对巨大的舆论压力　医院采取的措施包括：急诊欠费入院，采取一切非手术抢救措施、鉴定精神状态，并启动孕产妇抢救机制，邀请医院本部、石景山区产科专家会诊，上报区、市两级卫生行政主管部门。法律层面，要求家属签字，对其进行劝慰，报警请警察判断夫妻关系同时力图寻找其他亲人。在媒体沟通层面，该患者同病房正义网记者将事情上网后，医院先后召开 3 次新闻发布会（本部 1 次，西区 2 次）。

3. 事件业内业外反响截然不同　各地医疗机构反馈认为值得学习，卫生行政主管部门结论是"应对得当、孕妇死亡无法避免"，司法部门认定医院无责，而社会公众认为医院做得不对。医院被放在了道德洼地，公众用道德准则审判医务人员的处置是否得当。

4. 在信息发布上不仅讲明事实、道理，更以情动人　医院发布会及媒体采访由医院新闻发言人、副院长赵立强担任。在新闻发布会上，医院发言人讲道："病人的情况更差了，血氧饱和度到了50%，正常人应该是90%以上，在这种情况下，医生、护士我们去了有三四十人，大家都围着病人，非常着急。很多医生、护士都直掉眼泪，请求家属，说"你签了吧！你赶快签吧！再不签人就死了！"他还是不签。后来把周围病房的病人也都惊动了，病人和家属都出来，帮助我们一起劝说他，有的病人家属就攥着他的手让他拿着笔签，他就是不签"。这些细节对促进公众理解医院当时的处境非常有帮助。

5. 反思在日常加强与提升公众的疾病与健康素养非常重要　医院通过现场讲座、自媒体微信公众号等进一步加强了健康科普力度。

（供稿：首都医科大学附属北京朝阳医院　杨舒玲）

小贴士3-3　医院在医患纠纷中的媒体沟通要领

1. 及时反应、统一口径、密集发布、不断更新。

2. 媒体要求采访，由医院新闻发言人统一按宣传工作制度，向宣传中心报备后安排。

3. 怎么说比说什么重要，态度比内容更重要。

4. 假话全不说，真话不全说。

5. 不转嫁矛盾——不攻击同行，不攻击政府。只说自己的观点，不说反面的观点。

6. 做最好的自己，展示医院的精湛技术、人文关怀、便民措施、管理经验、技术前沿、科教成果。

7. 医院自媒体配合发布，把握好尺度，传递正能量。

二、医院在伤医事件中的媒体应对

经验仓 3-3　暴力伤医事件中北京同仁医院的媒体应对

2011 年 9 月 15 日下午，在首都医科大学附属北京同仁医院（以下简称北京同仁医院）一名男子将耳鼻喉科主任医师徐文砍伤，这一恶性案件立即引起诸多媒体争相报道，成为社会高度关注的热点话题。

一、事件经过

9 月 16 日，卫生部新闻发言人表示，卫生部部长陈竺、党组书记张茅对这一恶性事件高度关注，强烈谴责伤害医务人员的暴力犯罪行为，对受伤女医生表示亲切问候。卫生部要求北京市卫生局组织专家全力救治受伤女医生，密切配合有关部门严惩凶手，同时采取切实有效措施，严防此类事件再次发生。

随后媒体对事件进行了报道。9 月 17 日《工人日报》刊登《北京同仁医院发生伤害医生案件，警方已抓获犯罪嫌疑人》报道。北京同仁医院宣传处负责人李新萍向记者证实，徐文医生目前已经脱离生命危险，但仍在该院重症病房观察。并表示对于这起事件的原因并不清楚，也不知道伤人者究竟是何身份。这已成为刑事案件，所有事情均要以警方的公布内容为准。北京市东城区警方已于案发当天 17 时 50 分左右，将 54 岁的犯罪嫌疑人王某抓获。警方负责人告诉记者，案件还在进一步调查之中，会随时公布最新进展。

9 月 17 日上午，北京同仁医院耳鼻喉科的医务人员专门为徐文大夫举行了祈福捐款活动。北京同仁医院的诊疗工作秩序照常。网上所传的北京同仁医院医生因为徐文被砍事件停诊一事为误传。

9 月 18 日，北京同仁医院官网通报了王某某的就医过程。患者，王某某，主因"持续声音嘶哑 4 到 5 个月"，于 2006 年 8 月 30 日首次到医院就诊，诊断为"右声带肿物（恶性待除外）"。2006 年 10 月 12 日，患者首次入院准备接受手术治疗。患者以其职业需要为由，要求保留发声功能，医生在充分考虑患者要求的情况下同患者进行了充分沟通，告知了手术的必要性和风险，在知情同意签字后，于 2006 年 10 月 19 日行"全麻支撑喉镜下 CO_2 激光右声带扩大切除术"。据此推测肿瘤外侧切缘可能存在肿瘤组织，为避免复发，告知患者家属需进一步放射治疗，或行喉部分切除术。本院无放疗设备，遂转到外院治疗。2007 年 7 月 21 日，患者以"呼吸困难"就诊，检查发现肿瘤复发，堵塞喉声门区，导致呼吸困难，医生积极对症治疗。7 月 22 日，患者呼吸困难未明显缓解，为挽救生命，在门诊手术室局麻下为患者施行"气管切开术"并收入院。2007 年 7 月 31 日，患者自行出院。

二、处置与应对

面对复杂的舆论形势，北京同仁医院在北京市委、北京市政府、北京市卫生局的领导下，迅速启动《突发事件新闻宣传应急预案》，有计划、有组织、有步骤地开展工作，对内稳定职工情绪，对外依托主流媒体，争取社会舆论的主动权。

1. 在上级领导的统一指挥下开展工作　在事发的第一时间，北京同仁医院立即向北京市委、北京市政府、北京市卫生局领导汇报。北京市卫生局领导迅速赶到医院，在要求全力抢救伤员，做好医院内部安全稳定，保持正常医疗秩序的同时，对信息发布的内容、途径；媒体接待的时机、口径等作出明确指示。随着事态的进展，北京市卫生局又多次与医院主要领导座谈，分析各种网上信息，对采取回应措施的目的、方法及效果进行预测评估，共同商定下一步新闻危机公关的策略及措施。医院认为，这是一起犯罪事实确凿的刑事案件，应交由法律系统裁决，而不应纠缠在"医患纠纷"中。北京市委宣传部也密切关注事态的走向，并保持与医院密切联系，医院积极采取应对措施，澄清事实，避免谣言更大范围地传播。

2. 通过官方新闻资源，构建权威性新闻发布平台　医院以官方网站为统一的新闻发布平台，实时发布最新消息。紧急赶制了"为徐文医生祈福"的专题网页，对事态进展、各方表态及徐文医生的伤情和术后恢复情况进行了不间断报道。在凶手身份查明后，对其曾在医院诊疗的经过进行了简洁、清晰、客观的介绍。对于网络上散布的各种谣言迅速予以澄清，发布官方消息。

与此同时，注重发挥新兴媒体——微博的作用，北京同仁医院党委韩小茜书记通过微博阐明"医患本一家"的理念，实时传递徐文的伤情信息，一时间成为大家关注的信息源。医疗主管部门开通博客真实客观记录了抢救徐文的整个过程并被推荐到各大门户网站首页；组织宣传中心、团委等同志开通微博，鼓励医务人员坚定信念，决不放弃。

3. 与主流媒体合作，反映医患现状，引导公众理性思考 "徐文被伤害案件"对医务人员的内心造成了巨大伤害，很多人甚至对所从事的职业产生了动摇。医院邀请新华社内参记者对医生被伤事件频发，执业环境日趋恶化，从医意愿每况愈下的现状进行深入调查和采访，并撰写内参，呈送中央领导，受到了中央领导的高度重视。

随着社会对这一案件的关注度不断升温，一些媒体和网络开始出现一些不负责任的言论，加剧了医患之间的对立情绪。为此，医院配合中央电视台《新闻周刊》节目，还原客观事实，表达各方观点，通过主持人白岩松的评论向公众传递："医学是科学，需要用科学的态度去对待，用科学的精神，去理解医学这个行业。"引导公众理智客观地看待问题，平息了萌芽中的非理性舆论压力。

4. 结合新闻媒体"走转改"加强正面宣传报道 今年8月以来，全国新闻战线广泛开展了"走基层、转作风、改文风"活动。为了让社会各界了解医护人员的生活，树立行业形象，北京同仁医院积极主动地配合联系主流媒体在医院进行蹲点采访。

北京日报社报道组在梅宁华社长带领下，分3路深入北京同仁医院多个岗位采访，体验了医护人员一整天的工作，并刊发了报道《同仁一日》。人民日报、新华社、中央电视台等中央媒体记者也分别来到医院进行深入采访。真实客观地展示了影响医患关系的各种因素，在医患之间架起了沟通和理解的桥梁。

三、体会

1. 在突发事件中保持上下联动，统一步调　北京同仁医院作为备受社会关注的组织机构，突发危机事件往往涉及领域比较宽泛，社会的注意力会突然聚拢，形成群体关注效应，也很容易被一些对社会心存不满或带有负面情绪的人利用，成为攻击政府和社会制度的导火索。为此，必须与上级主管部门保持密切联系，建立上下沟通、全面协调的联动机制，将决策、部署、落实、反馈4个环节一线贯通，力保整体新闻宣传指挥得力、运转有序、步调一致、及时有效，始终营造良好的舆论氛围。

2. 在突发事件中加强舆论引导，统一管理　伴随着微博等新兴媒体的迅猛发展，信息的传播实时而快捷。为了确保信息的准确性，在信息发布上应坚持三项原则：及时说、持续说、统一口径说。首先，必须快速收集整理事件信息，及时发布官方信息，最大限度地控制危机信息的扩散。其次，要结合事态的进展及公众普遍关心的问题主动发布信息，赢得主动。在"徐文被伤害案件"中，北京同仁医院的官方网站备受关注，很多媒体每天都全文转载北京同仁医院发布的消息。最后，信息发布要统一归口管理，不折不扣地准确表达医院的立场观点和态度。

3. 直面突发事件，因势利导，转危为机　舆论危机既是危险，也蕴含着机遇。医院危机事件发生后，如何从公众热切关注的话题中寻找契机，选好角度，并且巧妙地既直面问题，又避其锋芒，不就事论事，提出建设性意见是医院和媒体共同需要面对的。为此，必须本着为社会高度负责的态度，通过新闻媒体的广阔平台，提高对医患关系的正确认识，树立良好的卫生行业形象、理解医务工作者的无私付出，为营造和谐的医患关系、构建和谐社会做贡献。

4. 在日常工作中与媒体建立良好关系　北京同仁医院于2007年1月成立新闻办公室并建立了新闻发言人制度。面对社会普遍关注的如春节期间烟花爆竹伤医疗救治、暑期就诊高峰、大型健康日等热点焦点问题，都会及时召开新闻发布会，将信息准确地传达给公众。在与媒体的沟通交流中，增进理解，加深友谊。

总之，在突发事件中，只有在"危"中求"机"，转"危"为"机"，正确引导舆论，凝聚社会共识，才能增进社会各界对卫生事业的深入了解，广泛调动各方面的积极因素，为推进医改营造良好的舆论氛围和社会环境。

（供稿：首都医科大学附属北京同仁医学　李新萍）

小贴士 3-4　伤医事件中的处置及媒体应对要领

伤医事件严重影响了医院的正常诊疗秩序，在院内外造成极其恶劣的影响。医院应立即报警并协助警方迅速制止、控制事态发展，对行政与医务人员进行救治、安抚。及时向上级部门汇报。沟通中注意：

1. 对患者的不幸表示同情。

2. 强调患者对医疗服务的意见可以通过有效的法律途径维权，不能采取伤医的手段。

3. 强烈谴责暴力伤医事件。

4. 通过自媒体和媒体传播有力证据。

5. 呼吁社会尊重、爱护医护人员。

6. 呼吁依法依规处理，保留诉诸法律的权利。

三、医院在重大敏感事件中的媒体应对

重大敏感事件中的救治，由于其政策或政治敏感性，被媒体和公众广泛关注。其信息发布重在稳妥、客观，做好发布归口、发布前舆情监测及信息审核、发布后追踪媒体报道。注意判断为重大或敏感事件、人员救治，及时报告上级机关，取得支持和宣传指导。启动安全保卫应急预案，划分出重点保障医疗救治封闭区、媒体采访等候区、家属及涉外人员接待区。为保护患者隐私、救治、有序采访提供空间。

经验台 3-4　北京奥运会期间北京协和医院救治美国排球教练被刺亲属

　　2008 年 8 月 9 日，即北京奥运会开幕第二天，在北京市鼓楼地区发生一起中国人刺伤美国游客事件，造成一死两伤。其中一名女性伤员被送到北京协和医院抢救。由于两位美国游客的身份极其特殊，为美国代表团排球教练 McCutcheon 的岳父母，一名外媒记者称"这则消息足以上明天全球报纸的头版头条"。于是，在伤者送往北京协和医院 1 个小时后，全球各大媒体百余人的记者队伍，包括美联社、法新社、CNN、BBC 等影响力较大的主流媒体齐聚北京协和医院，稍有不慎，这起事件就会造成严重后果，甚至引发国际争端。

　　与此同时，北京协和医院启动特殊事件安全保卫应急预案，划分出重点保障医疗救治封闭区、媒体采访等候区、美方家属及使馆人员接待区。次日凌晨 1 时，北京协和医院启动特殊事件新闻发言人机制，面对世界各大主流媒体，召开了简短的中英文病情通报会。

　　在这一事件中，极大考验了北京协和医院应对重大突发事件的能力。第一，医院在救治方面不遗余力，以高超的医疗技术和服务水平挽救了伤者的生命，赢得了家属的信任；第二，医院在安全保卫方面措施得力，避免媒体记者进入治疗区域，有效避免了混乱局面；第三，及时通报上级有关部门，获得了强大的行政支持；第四，面对媒体的强大压力仍从容不迫，在取得家属签字同意后，才召开中英文病情通报会；第五，启动特殊事件新闻发言人机制，并严守尊重病人隐私原则，婉拒无关问题。

　　通过这些举措，北京协和医院圆满完成了上级交给的任务。伤员的女儿和女婿 8 月 11 日代表全体家属通过美国奥委会在国际互联网上发布公开致谢信，并于闭幕式后再次通过邮件致谢。外交部在给北京协和医院的感谢信中写道：适时向外界通报病情，积极引导舆论。卓有成效的工作使伤员在最短时间内脱离危险，并将此案对北京奥运会可能产生的负面影响降到了最低限度。

（供稿：北京协和医院　陈明雁）

附：中新社报道——北京协和医院接受治疗鼓楼袭击案美籍伤者

中新社北京8月10日电（许晓青　武锴）北京协和医院"奥运病房"的楼层入口，按惯例有一名保安把守。10日下午当记者到达此地时，一位身穿蓝色消毒服的女医护人员，正试图推开毗邻入口的工作室，现场气氛显得忙碌而有些沉重。

九日晚间，北京传出消息，当天发生的"鼓楼持械袭击案"中一名美籍女性伤者正在这里接受治疗。伤者是否已脱离生命危险，备受外界关注，中新社记者专程前往探问伤者病情。

院方告知，截至10日下午，尚无有关病人病情最新进展的消息发布。院方再次确认，9日"鼓楼案"发生后，仅接受了两位伤者中的一位入院实施抢救治疗，另一名中国籍女导游并未在此接受医治。

记者在"奥运病房"所在大楼前守候时，从一位配有北京奥运会工作人员身份标识的美国男子处得知，北京协和医院9日下午的急诊处置相当迅速，抢救迅速有序，院方所启用的主治医生是最具实力的名医。

成立于1921年的北京协和医院，曾是美国洛克菲勒财团下属的中华医学基金会开办的私立北平协和医学院附属医院，现为政府开办的公立医院。

据了解，北京协和医院的"奥运病房"于8月5日投入正式运行。整个楼层有床位22张，其中单间十七个，套间五个。医疗监护设备、病房呼叫系统、消防系统、安保等均采用国际顶尖设备。

记者所见，与"奥运病房"相匹配的奥运指定咨询处、护士工作站、奥运药房运行也井井有条。一些奥运志愿者正在此为下榻在北京饭店的外国客人领取非处方药，比如维他命C。

北京协和医院副院长王以朋曾在此前的一次采访中告诉记者，协和曾多次接待外国元首，布什父子均选择这里作为访华期间的"保健医院"。

这位副院长在十日凌晨举行的新闻通气会上向中外记者通报了"鼓楼案"美籍伤者入院治疗的情形。他表示，北京协和医院是中国最早、最具实力的涉外医疗机构之一，此次针对奥运的"突发事件应急预案"长达70多页。

小贴士 3-5　敏感事件新闻发布要领

1. 启动特殊事件新闻发言人机制，除新闻发言人以外其他人员一概不接受采访。来访记者统一接待，填写采访登记表、留下联系方式。

2. 根据医院工作的特殊性，在重大事件来临前，对全体医护、工作人员事先进行新闻培训，使知晓新闻发布要求、不擅自接受采访的要求。

3. 可以选择一家主流媒体作主要报道主体，释放信息。适时举行发布会。

4. 开发布会前，取得患者家属书面同意。

5. 如有必要，请相关部门审核通稿。

6. 不回答通稿以外的问题。

7. 如有外方记者，做好稿件及现场翻译准备。

第五节　安全及违法违规事件的媒体应对

一、医院在突发安全事故中的媒体应对

案例 3-2　中南大学湘雅医院氧气瓶爆炸后的信息发布

据中新网 1 月 24 日电，据中南大学湘雅医院官方微博 16 时 49 分发布"情况通报"，称 2018 年 1 月 24 日 10 时 50 分，中南大学湘雅医院新医疗区二楼急诊科监护室 16 号床床旁发生 1 个 6 升小型医用氧气瓶爆炸。经初步筛

查，此次意外导致1名患者、1名医生、2名护士和1名护工共5人不同程度受伤。据悉，事发后，中南大学湘雅医院立即启动应急响应。湖南省卫生计生委和中南大学领导高度重视并赶赴现场，指挥开展伤员救治和事件处理工作。长沙市开福区公安分局第一时间介入调查，相关工作正有序开展。目前，该医院医疗秩序平稳，伤者救治及时、病情稳定。有关部门查明原因后，医院将及时向社会公众进行通报。该信息短时间达到1.7万次阅读。

案例3-3　辽源市中心医院大火后的媒体应对

2005年12月15日16时58分，吉林省辽源市中心医院住院楼突然发生火灾。辽源市中心医院为"口"字形设计，南半部分首先着火。消防部门接到报警后，先后调集50多部消防车、200名消防官兵紧急扑救，大火于21时20分被扑灭，过火面积5714平方米。截至16日11时，经现场搜救，发现死亡39人。

一、安抚救治与彻查整改

2005年12月15日辽源市连夜召开紧急会议，对安抚、救治等工作进行安排部署，对转入其他医院伤病人员竭尽全力进行救治。吉林省卫生厅组织的由34名专家组成的4个医疗队已于15日夜赶到辽源市，帮助抢救患者和伤者。

卫生部部长高强于16日上午紧急赶赴吉林省辽源市中心医院，指导当地开展医疗救助等工作；同时发出紧急通知，要求各级卫生行政部门立即对辖区内所有医疗卫生机构和所属医学院校的安全防火情况，开展一次全面、深入、彻底的检查。对检查出的隐患要加强督查，限期整改。

16日下午16时，高强看望火灾受伤的患者，并对善后工作提出六点要求：一是要举全省之力，集中最优秀的医务人员，紧急抢救伤者，尽快让重伤者转危为安；二是要妥善处理好死者家属的安抚工作，稳定他们的情绪；三是当地医疗部门要配合有关部门认真调查事故原因，强调：是我们的责任，我们一定承担，一切要按调查结果办事；四是由于吉林省辽源市中心医院今后一段时间不能收治患者，所以一定要减轻辽源市治疗患者的压力，要及时分流调整；五是要切实加强医疗卫生机构的安全管理，增强安全意识；六是医疗卫生系统要健全应对突发事件的应急机制。

为方便与火灾中受伤及遇难者家属的联系，辽源市委、市政府在辽源市图书馆设立了事故处理综合接待站，集中协商、解决具体事宜。事故处理综合接待站内分别设立了遇难家属接待组和事故处理处，还有保险咨询登记处。

二、新闻发布

2005年12月16日上午新闻发布会上，官方通报事故中该院住院楼、门诊楼等三个楼过火，目前搜救工作已经结束，死亡人数没有增加。目前辽源市已对安抚、救治等工作进行部署，并对遇难者家属进行了安抚，对转入其他医院的伤病人员进行积极救治。

吉林省药监局相关负责人也表示，对于抢救病人及伤者所需的药品，如有短缺，将在全国进行调配。公安部要求全力抢救伤员，并将火灾情况通报正在全国各地督察安全的31个公安部工作组。据消防部门介绍，初步分析火灾可能是电火引起，具体原因在进一步调查中。

三、公开致歉

12月17日11时，辽源市召开新闻通报会，市委书记在接受记者采访时表示，对辽源市"12.15"事故的发生深感痛心，向公众和辽源市全市人民作出深刻检讨，同时对广大干部和社会各界群众在重大灾害面前积极主动、无私奉献的精神和行动表示感谢。通报会上介绍了伤者的近况，15日从火场中抢救出的28位重病患者中，已有4名重病患者脱离危险，其余患者已被妥善安置治疗，病情平稳。

小贴士 3-6　医院安全事故中的媒体应对要领

在这类事件中，由于与公众生命安全与应诊密切相关，公众十分关心人员伤亡及救治情况、是否会影响就医安全。

1. 第一时间借助媒体或自媒体向公众保持透明公开，有助于避免谣言的产生及传播。公布伤亡、救治情况及对就医的影响。

2. 及时公布不会影响公众对医院的信任，而且是建立信任的有效手段。给公众的印象是形象正面、处置得力、信息透明、风险可接受。

3. 如果突发事件重大或非常重大，医院新闻发布需服从于由上级部门成立的事故处置组中的宣传小组统一管理，做好沟通与配合。

4. 后期需要介绍医院类似问题的安全防范及巩固措施。

二、医院违法事件中的媒体应对

案例 3-4　富平偷卖婴儿违法事件中的媒体应对

2013 年 7 月 16 日，陕西省富平县薛镇村村民董某在富平县妇幼保健院分娩过程中，产科副主任张某告知董某及其家属"新生儿患有先天性传染病及先天残疾"。于是，新生儿父亲表示自愿放弃并自行委托医生张某对新生儿进行处置。20 日，婴儿家属质疑婴儿被拐卖，并向富平县公安局城关派出所报案。此案经媒体曝光后，引发巨大反响，过去在富平县妇幼保健院生产的家庭知悉此事，举报了多次类似事件。经警方调查，该案背后存在一个长期跨省贩卖婴儿的犯罪团伙。2013 年 8 月 3 日，警方抓获了犯罪嫌疑人并成功解救出被卖婴儿。

一、当事医院的回应

据中央电视台新闻节目报道，在案件发生后，富平县妇幼保健医院院长和医生向被卖婴儿的父母道歉。

二、当地卫生局的回应

陕西省富平县卫生局有关负责人表态已开始就此事进行责任追究，严肃处理相关责任人，富平县妇幼保健院的院长、两名副院长、涉嫌犯罪的医生张某被免职，该院院长工作暂时由该县卫生局副局长卞慈梅负责，并表示此事"暴露出医疗机构管理上的监管漏洞和薄弱环节"。卫生局下发《关于加强医院患者就诊安全管理工作的通知》，抽调医疗和护理管理方面的专家就该县妇幼保健院相关医疗程序、制度和规范的情况进行全面检查。

三、时国家卫生计生委的回应

时国家卫生计生委新闻发言人表示，时国家卫生计生委领导对这一事件高度重视，认为此行为丧德枉法，天理不容，要求坚决依法惩处，并要进一步严格医疗服务管理，从制度上防范此类案件发生，强化医德建设。同时，国家卫生计生委已责成陕西省卫生厅查明事实，依法严惩，完善制度，加强管理。

案例 3-5　医生违规酒后上岗事件中的媒体应对

据澎湃新闻 2016 年 10 月 20 日 11 : 18 时 报道，2016 年 10 月 18 日晚上，一段医患激烈争吵的短视频在社交媒体热传，引发广泛关注。视频中的男性医师情绪激动，对患者家属有辱骂性言论，并称要"打死"对方。拍摄视频的患者家属黄先生 19 日向澎湃新闻（www.thepaper.cn）反映称，该医生满身酒气，他们怀疑其已处于醉酒状态。据黄先生称，事发江苏省扬州市苏北人民医院儿科医生办公室，涉事医生为该院儿科副主任医师吴某海。当时，他向医生吴某海咨询其子出院一事，但吴认为，患儿还有一项指标不正常，仍需住院观察，双方沟通时发生口角引发冲突。

院方：涉事医生已暂停工作，协助调查

2016年10月19日中午，苏北人民医院召开了新闻发布会。院方在情况通报中表示，医院18日晚上已经开始调查了解，并于第一时间报警，请警方还原事件过程。视频内容属实，医生行为规范方面违反了医院要求。

医院说，经过初步了解，医生的表现"事出有因""吴本来就是性格耿直的人，患者家属把手机对着他，他肯定不高兴"。所以，才会引发双方的冲突。

院方称，入院后黄某小孩基本恢复不错，但两项指数偏高。医院准备于19日为小孩复查，家长可能比较着急，18日直接在门诊挂号检查，门诊医生表示，指数稍微偏高，但问题不大，但到晚上吴医生认为需要再做复查，家长认为两名医生所说不同，与吴医生发生口头冲突。

院方表示，涉事医生吴某海已经工作30多年，"工作特别认真，医术比较高明"，还有十几个月就退休。院方称，吴某海可能当天中午适量喝了点酒，但并非醉酒状态。从规定上说，医院并不允许喝酒上岗。如果发现医生酒后上岗的情况后，医院会进行内部处理。

苏北人民医院向澎湃新闻表示，目前，涉事吴医生已经暂停工作，协助调查。院方称，该医生19日还要出门诊，等事情调查清楚后，医院将会按要求处理，并对医院全员进行教育。

19日下午，患者家属黄先生向澎湃新闻表示，苏北人民医院的相关领导已向其通报了对吴某海的处理结果，对其提出的"公开道歉"的要求，院方表示，5天内将给他答复。

⊕经验仓 3-5　兰州大学第一附属医院错收医药费事件的媒体应对

2005年12月5日，43岁的患者李文昌因胃癌入住兰州大学第一附属医院，病情严重。2006年2月14日，患者死亡。共住院71天（期间在重症监护病房55天），医疗总费用达35.3万元。这件事就是后来为各类媒体广泛报道的"兰州天价医药费案"新闻。

一、媒体报道与各相关机构行动时间表

3月25日，《西部商报》记者介入调查。

3月29日，《西部商报》记者采访李玉民副院长，兰州大学第一附属医院内部组织员工第一次核查账单。

3月30日上午，《西部商报》刊发"兰州天价医药费"新闻。

3月30日下午，医院与记者见面，澄清事实。

3月31日，甘肃省委监察厅、甘肃省卫生厅进入医院第二次核对账单。

4月1日，甘肃省卫生厅召开新闻发布会，再次澄清事实。

4月2日，中央电视台、中国青年报和新华社三家媒体介入调查，医院配合调查，讲明事实。

二、事件经过

2005年3月25日左右，《西部商报》某记者接到李文昌父亲李维兴通过"新闻热线"的举报，当天赶到李家，并随即进行了几天的调查。这是媒介介入此事最早的行动。

3月29日，商报记者来到了兰州大学第一附属医院，接受采访的李副院长安排该院的重症监护室的张彩云护士长立即调阅李文昌的详细医疗费用单进行仔细核对。

3月29日晚，兰州大学第一附属医院组织医护人员对李文昌的住院费用和医疗费用清单等进行了第一遍完整核实，结果显示不存在乱收费的现象，但是未来得及与媒体沟通。

3月30日早晨，兰州媒体《西部商报》对此事进行了报道，是该事件中已知的最早报道。据记者报道称，医院电脑上所调出的相关病历资料，无论是治疗项目或是费用，均与李家所提供的相符，存在"一天使用呼吸机143小时"等一些"超出医疗常识范围"的细节和"让人看不明白"的治疗费用，该报道对医院持

一种怀疑和否定的态度。

该报道在当天被新浪网、搜狐网、网易等各大网络媒体转载，很快形成了广泛影响，网易新闻标题为《甘肃再曝天价医药费时间，单日治疗竟达143小时》，《兰州晨报》《兰州晚报》《中国青年报》等各大报纸随后也对此报道进行了转载。另外央视二套的早间新闻节目《马斌读报》中也提及此事，媒体关注度很高。

3月30日下午，兰州大学第一附属医院紧急约见《西部商报》采访组等媒体记者。多家媒体记者聚集在兰州大学第一附属医院对此事进行调查采访。医院护理部的张彩云护士长协同医院大外科的卢护士长和ICU重症监护室的孙护士长，向采访组记者现场解答了患者李东一天使用143小时呼吸机辅助呼吸的具体原因，并对患者家属提出的疑问作出了相应解释，同时就此事提出了感谢媒体监督、向家属致歉、规范相关制度等三条处理意见。

3月31日下午，甘肃省委、省监察厅驻省卫生厅纪检组、监察室、省卫生厅医政处、规划财务处等组成的联合调查组，连夜进驻兰州大学第一附属医院，对报道中涉及的具体问题进行了调查核实，这是自3月29日晚上调查之后的第二次完整调查。调查中没有发现兰州大学第一附属医院存在乱收费等不合理的现象。

4月1日甘肃省卫生厅召开新闻发布会对此事进行解释，在发布会上邀请了包括新华社、人民日报兰州记者站、中青报兰州记者站及甘肃本地多家媒体，中央电视台二套"飓风行动"记者也赶到现场。在新闻发布会上，甘肃省卫生厅新闻宣传办公室相关负责人和院方负责人对"天价医药费事件"进行了解释，之所以存在143小时的呼吸机问题，是由于新大楼刚落成，记录系统不完善，使用人工累积记录造成的；而取暖费和空调费双重收取是由于当时《甘肃省医疗服务价格手册》中没有空调取暖这一项，所以只能按照空调降温费来收取。医院在新闻发布会上承认管理上存在一些混乱，但医院的收费是合理的。

在新闻发布会后，中央电视台、中国青年报和新华社对医院提出采访要求。随即这三家媒体进入医院进行了为期3天的调查，兰州大学第一附属医院的宣传部负责人陪同记者进行了采访，但最后央视并没有播出该医药费事件新闻。

4月2日下午，李文昌的家属向《西部商报》记者表示，截至2日下午7时20分，没有任何单位或个人向他正式传达过对于此事的具体处理意见，他们准备通过法律手段为李文昌讨一个说法。在后来的调查中，院方有关人员回忆，医院一直试图与李文昌家属取得联系，但李家始终没有接听医院的电话，也无人与医院进行交涉。

4月2日以后，媒体上关于此事的报道逐渐减少。

三、该案例分阶段分析

（一）媒体介入前的阶段

在媒体介入前的阶段预防工作往往经常被忽视。尤其是在处理类似事件的经验不足，也没有建立较完善的事前沟通和预防机制的情况下。调查发现，在"兰州35万元医药费风波"事件中，在媒介《西部商报》介入之前，医院基本上没有采取任何措施主动与患者家属就相关问题进行沟通。值得注意的是，患者往往是在与院方或行政主管部门沟通无效的情况下才向媒体求援的。而一旦媒介介入，事件势必升级，应对的时间、人力等各方面成本也急剧上升。本案例虽然是一个积极有效的应对案例，但仍然处于"被动应对"的状态。如果医院和卫生行政部门能更多地注意风险事件的预防和与患者家属的前期沟通，往往能用较小的成本，在不大的影响范围内解决问题。只有在事件还在萌芽状态的时候就积极应对，才能真正掌握主动权。

（二）媒体介入的初期阶段

事件的利益主体往往是在日常途径无效后，通过公关活动影响媒体卷入事件，而媒体报道的态度和立场又往往在相当大程度上受求援者的影响。在该案例中，3月25日《西部商报》记者的介入调查，正是患者家属要求的。最后3月30日在报纸上发布的报道，很大程度上是站在患者家属的立场上。

由于最初媒体报道的被转引次数高，往往能影响舆论的走向。因此在媒体介入事件的初期，医院和卫生行政部门一定要及时积极主动地与事件的关键人物进行沟通。

在3月29日第一次接触到记者采访后，立即开展了两项工作：当天晚上自我核查，第二天立即约见媒体记者。虽然由于媒体发布报道过快（次日凌晨即已发布），这个行动并没有阻止报道见诸报端，但这种积极的应对，也部分地消解了其他媒体的质疑。

（三）舆论影响扩大阶段

当媒体已经将事件公之于众，并且事态开始向对风险管理者不利的方向快速发展的情况下，对卫生行政部门应对机制的考验也进入了关键阶段。在这个阶段，基层医院的应对显得能力不足和权威性不够，因为其已被公众放在负面舆论当事者的位置上。只有政府部门通过权威渠道来发布信息和消除误解，才能达到良好的效果。

（四）舆论降温阶段

舆论降温意味着这段时间内或者可能是日后相当长的事件内，这个风险事件不再成为人们关注的重点。本案例中，在4月2日以后，舆论的发展和降温是同时进行的。美国学者麦库姆斯的媒介议程设置理论表明，公众的注意力是有限的，只要媒体不再连续就同一问题新增报道，公众就会将注意力转向别的重要事件，原有事件的影响也慢慢消减下去。但需要注意的是，"不关注"并不意味着"态度改变"。通过大众传播和人际传播渠道，公众非常容易对某些事物、群体、机构和行业形成刻板印象。而跟进报道的媒体在观点上也可能出现报道惯性。这个阶段应该主动出击，设计公关活动、策划事件更正形象。

四、小结

1．"以自我检查为基础，用事实说话，主动出击"的策略　医院在接受记者的采访后连夜查账，时隔不到两日，甘肃省委监察厅、卫生厅工作人员又再次进驻医院查账。严格的自我检察，为后来的新闻发布会奠定了基础。

在4月2号后，中央电视台"飓风行动"节目组媒体在医院调查期间，卫生行政主管部门和院方对其调查不但不干涉、不躲避，且积极配合，展现事情的真相。最后这个节目也因为没有发现问题而没有播出。另外，在了解自身情况的基础上，甘肃省卫生厅主动召开新闻发布会，在第一时间向各个媒体提供权威解释，这种主动沟通的行为很大程度上防止了歪曲错误信息的传播。甘肃省卫生厅新闻宣传负责人发现报纸等大众媒介介入医疗卫生事件时，首先做好内部工作，自查自纠十分重要。只有对自身情况完全了解的情况下，才能掌握主动，胸有成竹地进行信息发布。

2. "用一个声音说话"的策略　在本案例中，甘肃省卫生厅组织人员调查并在4月1日迅速召开新闻发布会，发放新闻通稿，对事件给出权威解释，起到了良好效果。这样就避免了医疗系统出现多个声音、避免被动和误解。在这次发布会后，该策略在本案例中发挥了良好的效果。自"非典"以来，甘肃省卫生厅就逐渐推广基层医务人员不擅自接待记者的做法。自从推广这个办法以后，记者要采访医务人员，必须经过医院宣传部门的许可，对于擅自闯入病房和办公场所，干扰医务人员正常工作的记者，医务人员有权拒绝接受采访。对于医疗重大事件，医院宣传部门要请示上级机构新闻办公室。

3. "因媒制宜"对媒体区别应对和利用媒体力量的策略　在本案例的调查中，将媒体机构及其工作人员划分为大媒体记者、本地媒体"跑口"记者、本地媒体"非跑口"记者、网络媒体等几类。第一，要坚持"不是记者无采访权"的政策，对于要求进行采访的人员，基层医院宣传部门负责人一定要坚持其出示记者证；第二，对于大媒体记者，主要是配合调查，使用事实说话；第三，本地媒体的"跑口"记者与政府及医院联系密切，对医疗卫生知识具有一定的基本了解，在报道前往往会与院方或卫生行政主管部门联系，院方应给予协助；第四，对于本地"非跑口"记者或某些商业性都市报，由医院宣传部门负责人出示省委宣传部文件来说明甘肃省卫生厅新闻办将会就事件情况进行统一说明；第五，对于网络论坛，采取"积极参与，掌握发言主导权的"方法。例如建立"网络评论员机制"，在论坛上应用自己的专业性卫生知识对相关问题进行解释，引导网络舆论。

（供稿：北京大学　刘德寰等）

> **小贴士 3-7　医院违法违规事件中的媒体应对要领**
>
> 1. 遵循回应的黄金 4 小时原则。
> 2. 如果有错，立即公开认错、道歉并承诺严肃处理。
> 3. 态度真诚，绝不遮掩。事实掩盖不了，遮掩的态度会失去信任。
> 4. 如事实较复杂，初次发布后可承诺开展进一步调查并依法依规处理，为下一步处置留出时间。
> 5. 提供更多关于涉事机构或人员有利的事实信息。

第六节　谣言事件的医院媒体应对

一、谣言的危害及根源

所谓谣言，按美国学者彼得森在《谣言和舆论》一书中的定义，是指一种在人们之间私下流传的对公众感兴趣的事物、事件或问题的未经证实的阐述或解释。私下流传主要指人际传播，它是谣言的主要传播方式。人际传播意味着传者范围广布，人人都有机会发布信息，特别是在现代信息社会里，手机短信、电话和互联网已成为重要的人际传播载体，新的人际传播方式已突破了过去"口耳相传"的局限，而且不受任何人为的限制。从传播途径分，谣言可分为人际传播，如通过手机短信、网络论坛发帖等传播；有的是通过大众传播途径传播，即通过媒体传播，其中也有通过正式出版物传播的，如"牛奶有害健康"的荒谬信息可通过图书传播。

　　一般来说，几乎所有影响巨大的谣言都和现实的生活有一定的对应性，是现实生活中的压抑和对社会的不满、对未来的彷徨的一种折射。尼克·史蒂文森指出："随着社会的媒介化程度日益加深，传媒能制造出强大的'信息螺旋'，在这个螺旋中，相关的事件自动集合成一个冲量，可能导致无心插柳的结果和无法预测的结局。"而在网络传播的时代背景下，谣言传播不但有着新的特征，更有着难以把握和预料的影响。因此，应认识到任何谣言的产生都有一定的社会心理背景做支撑，在特殊状态下某个事件就可成为表达对现实不满和减轻压力、宣泄怨气的符号。

　　谣言有时是无中生有，有时是平地起雷、水中望月，有时又是打击报复、恶意中伤。事实上，谣言之所以令人尴尬，就是因为公众相信它可能是真实的。总有一系列看似真实的证据伴随着谣言的传播，增强了谣言的可信性。所以，在没有权威信息和透明公开的事实面前，谣言有着丰富的可乘之机。因此，不能仅以"医院将依法行使追究造谣者法律责任的权力"一条信息应对了之。

　　谣言的后果及破坏力可能十分巨大。因为互联网上的信息都可能被认为全是真的，流言或谣言将填补信息真空，而每则谣言都有听众。人们有时以一种有偏见的方式来吸收和消化信息，一些人和群体乐于接受特定的谣言，因为与一己私利相符或与心目中的真相相符。人们通常会怀疑一则谣言，但为了避免群体压力而不会反对群体的判断。而且，强烈的既有观点和被扭曲的信任使纠正信息更加困难，甚至有时纠正信息反而强化人们对错误观点的坚持。有时候，公正的社会监督与恶意的谣言只有一步之遥，某些情况下，谣言会转到正规新闻渠道。

　　谣言的杀伤力不仅表现在对个体的伤害上，甚至对整个社会也会造成伤害。因为谣言能够对社会心理、民众情绪产生极大的干扰，影响人们的理性判断，从而制造混乱，影响社会稳定。具体危害有两种：一是显在的危害，即影响谣言所中伤的机构，甚至干扰社会政治、经济、生活秩序；二是隐性的危害，这是很重要也往往容易被忽略，即降低公众对机构的信任度，改变公众的健康行为或健康理念，如安徽省泗县疫苗事件后儿童接种率下降，某医院在谣言事件后就诊率明显下降等。

二、谣言产生的原因

1. 突发事件中的信息真空地带易产生谣言　公众有广泛的信息需求未得到有效回应。

2. 医学科学认知的有限性及发展性　医学科学是一门高科技、高风险性的学科，医学发展日新月异，但目前医学上仍然有很多没有解决的难题。

3. 公众与专家对科学问题的理解与认知偏差　由于公众理解能力、成长经历，对媒介信息判断能力的差异，以及欠缺相关基础知识，容易对某些事件恐慌。

4. 以往谣言应对工作中存在诸多问题　媒介广泛报道或社交媒体大量转发某一事件，会带来较大的心理压力，引发群集性的冲动、不理性行为。一些机构欠缺专业人员及成熟的应对机制，对纠正谣言存在顾虑，或欠缺技巧与经验，或对媒体的运作规律缺乏了解、对事态进展及舆论漩涡的发展缺乏合理的判断及应对的信心，无法快速有效辟谣。这些都给了谣言滋生空间。

三、谣言澄清信息模板

谣言澄清信息应该如何撰写？以下是回答谣言或含有不正确信息的问题时使用的信息模板。

谣言澄清信息模板

1. 关照信息：陈述你和不正确信息持有人之间的相同地方。

2. 分享信息一：邀请不正确信息持有人和你分享他们持有的不正确信息。

3. 分享信息二：分享正确信息。

例如：①我认为你问这个问题是担心……对此我也担心；②我非常感谢你与我分享你所知道的全部信息，使我能够对此信息进行回顾；③同时，我现有的信息显示……

案例 3-6　某省人民医院"艾滋门"谣言澄清信息分析

2009 年 4 月，有传闻称，某省人民医院一名医生婚前体检时查出感染艾滋病病毒，牵出一名女医药代表，然后又牵出包括科室主任在内的一串医生，且都与这名医药代表有染。对于传染人数始终没有"统一"的口径，有人说是 7 名医生，有人说是 8 名医生、12 名护士。故事的讲述者留下了伏笔——最可怕的是这名医药代表不光做省人民医院一家……不知道又会有多少医生中招。接着，该省会城市几家有名的医院，悉数被点了名。

5 月 1 日，网上出现一篇署名为"某省人民医院医务人员"的声明。它虽然批评"少数别有用心的人竭尽造谣惑众之能事"，但却引起了网民进一步的兴趣。声明说："任何行业的任何人都有可能被感染，即使有医务人员染患艾滋病，那也是可能和正常之事；医院是承担风险之地，医生的职业就是高风险的职业，外科手术的创伤、病毒的感染、放射性元素的侵害都可能对医务人员的身体造成损伤，白求恩大夫就是死于手术中的病菌感染的"。对这番言论，论坛上有人评价："很厉害呀，没说有，也没否定医护人员感染，为以后捂不住留下解释的余地"。

在传闻持续 20 多天之后的 5 月 14 日，简短的正式声明出现在该省人民医院网站上，随后被省卫生厅网站转载。"经查，网络上流传的关于我院数名医生染患艾滋病的消息纯属捏造"。该省人民医院强调："迄今我院没有出现 1 例在感染艾滋病病毒的患者和医务人员。网络虚假传闻严重侵犯了我院医务人员的声誉，我院诚挚地希望，广大网友不要轻信谣言，附和虚假信息；同时我院也严正声明，将保留对继续制造和散布谣言者追究法律责任的权利"。

点评：

以上述医务人员染艾滋事件谣言澄清信息为例，主要包括以下内容：确认系捏造、事实真相、态度维权声明及对网友的呼吁，涵盖了一篇澄清声明的基本内容。

这里对谣言声明未作全文引用，如果要达到更好效果，建议增加以下几点：

1. 关照信息：我们注意到网民对我院医务人员的健康十分关注，也引起了公众对我院就诊医疗环境健康与安全的担心，我们深表理解。

2. 分享信息 1：事件发生后，来院患者关心、询问医务人员，对事件的发生表示愤慨，我们深表感谢。

3. 分享信息 2：我们非常感谢网民告知我们所知道的全部信息，使我们能够对此事进行调查了解。

4. 分享信息 3：在澄清前，加上医院声誉、能力的概要介绍，如"我院建院 50 多年来，接诊 5500 万人次，赢得了广大患者的信任，也是对我院医务人员的理解和支持。我们对网帖信息给我院患者及其家属所带来的心理影响道歉，也希望大家不要轻信网络传闻"。

案例 3-7　中日友好医院简称去"友好"引网友热议分析

据《新京报》2015 年 2 月 15 日报道，近日，"中日友好医院"简称规范为"中日医院"，引发网友热议和猜想。对此，中日友好医院解释，该简称依照的是国家卫计委关于直属和联系单位规范简称的通知，同期规范的还有中国医学科学院简称"医科院"。

网曝中日友好医院改简称

"已接到上级指示，以后请称呼俺们医院为：中日医院！"近日，微博认证为中日友好医院呼吸内科医生的网友"呼吸科麻辣医生张永明"，在新浪微博上贴出了一则落款为"院办公室"发布的短信通知截图。

短信中称，"根据国家卫计委通知，确定我院规范简称为'中日医院'，今后除正式红头文件、使用公章或有特殊要求使用全称的工作外，一律使用规范简称'中日医院'。特此通知全院"。

网友热议戏称"友尽"

随即，"中日医院简称删掉'友好'"一事引发网友热议，有网友称"不再友好了""友尽""撕结婚证"等。网友"赵楚读书"称此为"标准历史虚无主义"，健康界网转载一篇署名为"中山医院杨震"的文章，其中称，"北京友谊医院"历史上也曾几度易名。"1952 年，苏联政府在北京援建了一所大型医院，命名为'北京苏联红十字医院'。1957年苏联政府正式将该院移交给中国，更名为'北京中苏友谊医院'。但是，中苏之间的友谊并不长久。因两国交恶，在文革期间，该院一度被命名为'北京反修医院'。1970年，周恩来亲自命名该院为'北京友谊医院'。"

医院回应：只是规范简称

中日友好医院通过官方微博，确认已改换简称的消息，并对原因作出了回应。其称，依照国家卫计委关于直属和联系单位规范简称的通知，该院规范简称为"中日医院"。"中日友好医院"为该院正式全称。

中日友好医院官方微博表示，国家卫计委同期还发布了其他一批医疗单位的规范简称。其中包括：中国医学科学院简称"医科院"，中国医学科学院北京协和医院简称"北京协和医院"，国家心血管病中心简称"心血管中心"，国家癌症中心简称"癌症中心"等。

据记载，中日友好医院的历史最远可溯至1979年9月3日，当时，国务院副总理谷牧在日本与日本首相大平正芳洽谈首批中日间贷款合作及无偿援助项目，其中包括建设一所现代化的医院。1980年5月29日，《人民日报》发表了《关于中华人民共和国华国锋总理访日联合新闻公报》，公报第10条即提出了在北京建设现代化医院计划。

当年7月16日，国务院批准《关于中日合作建设中日友好医院需要解决的几个问题的请示报告》，同意将医院定名为"中日友好医院"。

点评：

信息发布时机与内容同等重要，在一定的社会舆论背景下，一则正确的信息很可能被误读。本来一则部委内部规范简称的通知，却上升到中日关系猜测，不仅在网络上引起关注，在外交部发布会上也被记者问到。彼时正是日本最高领导人鼓吹"中国威胁论"、中日关系面临困境，引起政治层面猜测就不足为奇了。本谣言起源、发酵于网络，医院即通过官方微博、微信回应。谣言事件信息不复杂，多为网友猜测，通过网络回应适度恰当。以通知和其他机构也改名为旁证，澄清有效。

新媒体谣言回应一般遵从"网上来网上去"的恰当、适度原则，尤其适用于事实相对明了、无利益纠葛类谣言。如果开一场发布会郑重说明，则反而可能会被误认为背后有隐情。

案例 3-8　海口医院就被指盗取患者器官开说明会反驳分析

据新华网海南频道 2013 年 4 月 11 日电，网络传言海口市人民医院盗取患者冯某器官。下午，海口市人民医院召开说明会澄清此事。院方表示，冯某因"突发头晕、头痛 1 小时伴抽搐"入院，住院 56 天后病情稳定回家康复锻炼，医院对她的诊断治疗不存在医疗过错。但其丈夫楼某屡次通过网络称医院盗取患者冯某脑干、肾脏和卵巢。海南省卫生厅、海口市卫生局、海口市卫生监督局多次调查，结果证实医院的做法都是符合要求的。院方表示，在郑重陈述事实的基础上，依法保留对患方的诉讼权利。以下为医院通过媒体发布的声明：

事实与真相——海口市人民医院关于冯某治疗情况的声明

一段时间以来，楼某（患者冯某的丈夫）在互联网上发帖，称海口市人民医院在对患者冯某的治疗过程中"盗取器官"，其言论严重背离科学常识和事实真相，对我院造成了极坏的影响。对此，我院郑重声明如下：

一、治疗经过

患者冯某，女，1979 年 10 月出生，住院号 0130340，2010 年 1 月 10 日患者因"突发头晕、头痛 1 小时伴抽搐"来医院就诊。入院头颅 CT 检查提示：自发性蛛网膜下腔出血。脑血管造影检查提示：左前交通动脉瘤。入院诊断：自发性蛛网膜下腔出血；左前交通动脉瘤。患者入院后我院根据相关的检查结果确诊为左前交通动脉瘤破裂出血。医院将该疾病的风险和治疗的方法向家属进行了充分的告知，家属表示理解后签字同意于 2010 年 1 月 11 日行左前交通动脉瘤栓塞治疗。2010 年 1 月 28 日患者脑动脉瘤再次出血，急诊行"左侧前交通动脉瘤夹闭术、右侧脑室外引流术"，术后患者又出现脑积水，于 2010 年 2 月 19 日行脑室腹腔分流术。患者病情稳定后，于 2010 年 3 月 6 日出院回家，共住院 56 天。

脑动脉瘤是一种高风险、高死亡率、高致残率的疾病。为挽救患者冯某，医院派出了颅脑外科的学科带头人夏鹰博士为患者冯某主刀，神经外科全体医务人员也都尽心尽力。在患者欠费近 5 万元的情况下，仍充分发扬人道主义精神，积极对其进行治疗和护理，终于挽救了患者的生命。医院对患者的检查、诊断及治疗完全符合相关的医疗规范，对有可能发生的医疗风险及并发症均告知家属，家属表示理解并签字同意手术，不存在医疗过失。

二、对楼某疑问的解析

患者冯某出院后，其丈夫楼某屡次在互联网上捏造"事实"诽谤医院。首先是质疑医院及手术医生不具备医疗资质，其次又诬陷医院盗取患者冯某脑干，最后又诬陷医院盗取冯某肾脏和卵巢。对此，我院陈述如下：

1. 关于医院和手术医生的资质问题　医院是卫生部批准的三级甲等医院，夏鹰博士是医院从上海华山医院引进的专家，主任医师、硕士生导师。其医师资格证、职称证等均齐全、完备。海南省卫生厅针对楼某的质疑，组织过专门调查，其回复结论是：海口市人民医院不存在违法执业，神经外科夏鹰医师也没有违反相关规定（琼卫医函〔2011〕58号）。

2. 关于所谓盗取患者脑干问题　根据医学常识，脑干是人体的生命中枢，脑干的任何损伤均可导致人的死亡，更不要说摘取脑干。而患者冯某出院回家时神志清楚、生命体征平稳。所谓"盗取脑干"之说完全违背医学常识。

3. 关于所谓盗取患者肾脏以及卵巢问题　楼某提出的"盗取肾脏和卵巢"，没有任何根据。医院只对患者的自发性蛛网膜下腔出血和左前交通动脉瘤及脑积水进行了相应的治疗，并未对患者的肾和卵巢进行手术。为弄清事实真相，医院曾多次建议患者自行选择医疗机构做相关的检查。但时至今日，患方始终未做相关检查。至于楼某所说的使用"高科技"手段盗取器官，医院不知患方的依据何在？医院没有"盗取器官"事实，也没有"盗取器官"的动机，医院欢迎任何国家执法机构对此开展调查，以明真相。

三、综合意见

对于楼某提出的种种疑义，医院曾多次进行答复和解释，并明确表示可以通过医疗事故技术鉴定等专业途径对医院的诊疗行为进行鉴定，也可以通过司法途径解决。但楼某始终不同意通过法定途径和程序来处理，而是通过网络发帖、纠集他人静坐、发放自制卡片等形式攻击医院。作为医疗机构，医院欢迎患者及家属对医院的医疗技术和服务水平等方面存在的问题提出意见，但坚决反对捏造事实、恶意诽谤。楼某先是质疑医院及手术医生的资质，得到省级卫生行政管理部门的调查否认后，又诬陷医院"盗窃患者脑干"，在被告知此说完全违背科学常识后，进而又诬陷我院"盗取肾脏和卵巢"。楼某的言论，违背科学常识和事实真相，不仅对手术医生造成了伤害，也对医院的声誉造成了极大的负面影响。对楼某无中生有、捏造事实、诋毁医院名誉的行为，我院深感义愤。我院在郑重陈述事实的基础上，依法保留对楼某的诉讼权利，也真诚希望社会各界尤其是广大网民朋友们明辨是非，科学判断。

2013 年 4 月 3 日

点评：

谣言恶意中伤机构声誉，且涉及问题较复杂，医院开说明会回应。发布稿言辞恳切，条分缕析，充分表达救死扶伤、对病患尽心尽力的人道主义精神，针对三个疑点分别从行政调查结果和医学常识的角度回应，态度透明，使谣言充分证伪。此稿通过新华网报道，被多家媒体全文转发。

仅就本篇发布稿，有这样几点可提升之处：

一是文中"盗取""盗窃"共出现 12 次，可能使碎片化阅读者读后加深谣言的印象。正确的做法是，谣言内容迫不得已出现一次即可，再谈到此问题时请以正面表述如"依规治疗"出现，或以"不可能出现谣言所说情况"代替。

二是小标题中就要体现观点与判断。以"全力以赴救治"代替"治疗经过"，以"谣言违背基本事实和医学常识"代替"对楼某疑问的解析"等，一目了然。使没有时间读完全文者也能抓住要点。

三是在澄清违背医学常识一条，最好列出依据，如权威医学书籍引语或权威医学人士的旁证。

四是文字精减压缩。关键点说清即可，有时文字多反而稀释了要点。

另外，说明会后应有后续进展向公众报告，以强化正面印象。如有邀请无利益相关的中立第三方参加说明会，会更有说服力。

小贴士 3-8　面对谣言医院应对要领

面对谣言该怎么澄清？遵循以下原则将有力地帮助控制事态：

1. 严肃对待谣言，即使它们十分荒谬。

2. 迅速采取行动，收集有力证据否定谣言，同时请公安机关对造谣者进行查处。

3. 抓住谣言澄清的时机。不必等到谣言完全查清之后再作回应，可以在监测到谣言的第一时间严正声明，向公众提供机构更多有关工作信息，并声明保留追究法律责任的权利等。

4. 指出谣言的逻辑漏洞、目的，或指出谣言的出处或来源至关重要。如"这是一则因商业竞争而引发的谣言"，一攻即破。

5. 选取被广泛信任者或第三方或者意见领袖澄清，提高信源可信度。从心理学的角度看，公众对于身陷谣言中的当事者容易作有罪推定，而请第三方来介绍相关情况，如国际有关机构的证言，同行业其他机构的证言等，效果往往优于自证清白。

6. 提供态度、事实两个层面的信息。以感性诉求接纳公众情绪，表明态度，以事实驳斥谣言本质。

7. "捅开窗户纸"，促使证据信息比谣言信息更具体详细。公开处理程序，保持透明、程序公正。

8. 谣言澄清中，抓住关键点。谣言中的信息谬点可能比较多，抓住最能够打败谣言的信息进行更正比较有力。

9. 最后，在谣言应对中，不仅向公众沟通，还要向内部人群、相关机构等有效沟通，给出更多正面、积极的信息。把谣言危"机"变成一个机构传播"机"会。

第四章
采访应对及新闻发布会组织

善战者，因其势而利导之。

——《史记》

新闻发布是突发事件及日常工作中常用的媒体沟通方式，新闻发布的双向、互动沟通具有重要意义。本章介绍新闻发布的几种方式，如例行新闻发布会、专题新闻发布会、新闻通气会及媒体沟通会等，并探讨新闻发布会的组织程序。

第一节　媒体采访接待制度

媒体采访接待制度是医院新闻宣传工作正常运转的保证。媒体采访制度设立的目的，是规范媒体、各科室、医院宣传科之间的职责、关系，使新闻采访有效、良性运转。医院每一位员工有义务和责任掌握新闻传播规律，尊重记者的劳动及珍惜医院发声的权利，在宣传科的带领下充分调动新闻单位和记者关心、支持医院工作的积极性。对新闻媒体和公众关注的问题，各业务科室应配合宣传科，充分利用各种有效形式积极接受记者采访，准确、客观地介绍情况，进行正面引导。

媒体采访接待制度的核心内容如下：

一、归口管理

宣传科设媒体热线，归口管理新闻媒体对医院的采访工作，负责受理和协调媒体的采访要求；各科室一般不直接受理新闻媒体的采访申请。

二、采访预约

医院新闻采访实行预约制，对未经预约直接到办公室或打电话要求采访的，被采访者应当将其介绍到宣传科履行预约程序并填写《采访申请表》。对于无法核实对方身份的，不应直接接受其采访。

三、采访审核及安排

新闻媒体申请采访院内有关科室，由宣传科根据新闻单位的采访要求及采访提纲，经分管新闻宣传工作的院领导同意后，商定有关科室安排采访事宜。有关科室收到采访要求后，应当尽快提供所需资料或协调落实被采访人员和采访时间，并对是否需要核稿提出要求。

如果医院采访量较大，可视情况采取采访分类管理：

1. 一般采访　对于医学科普知识、新技术、典型人物等宣传采访，在不影响科室部门正常工作情况下，经宣传科备案同意后可以接受采访。

2. 特殊事件采访　对于抢救工作、重大突破性技术、特殊病例和社会热点的采访，经宣传科备案同意后，宣传科陪同采访并作记录。

3. 重特大事件采访　重大抢救、灾难事故以及涉及刑事犯罪的采访，由医院宣传科和院领导同意后接受采访，宣传科陪同采访并作记录。

4. 医患类采访　涉及医患纠纷或医疗事故的采访申请，由宣传科和院领导同意后，由医务科、相关业务科室共同接待，宣传科陪同采访并作记录。

5. 强行采访　病人家属邀请记者采访或记者要强行采访的，医务人员坚持抢救第一的原则，立即报告宣传科到场处置。同时，向家属和记者明确"如因采访引起医疗问题，责任由其承担"。

四、采访核准反馈

对确实无法安排的采访要求，应当及时反馈宣传科，以便与媒体沟通，调整采访计划。一般情况下，不通过电话接受媒体的采访。

五、科室配合

对于影响较大的突发公共卫生事件和社会高度关注的敏感问题，相关科室应选择权威专家，主动协助宣传科配合主流媒体的采访需求，积极解疑释惑，传播科学知识，以避免新闻单位刊播不科学、不准确的信息，误导群众。

六、个人纪律

除根据需要安排的采访活动外，医院工作人员一般不得以个人身份主动向媒体发表谈话或接受采访。如确实需要，应当征得科室负责人和院领导的同意，并不得以"不愿意透露姓名的人"等形式向媒体透露一些不确定的信息。

七、约稿安排

新闻媒体申请采访院负责人或向院负责人约稿，由宣传科根据新闻单位的采访要求拟写采访提纲，报经院负责人本人同意后，安排采访事宜。采访内容需经院办审核并报被采访领导审定方可刊载。

八、境外媒体采访安排

国外新闻机构常驻中国记者和我国港澳台地区记者的采访由宣传科直接受理和安排。无常驻记者的国外新闻机构的采访申请，由宣传科室配合外事部门进行受理和安排。

案例 4-1　某医院新闻媒体采访接待制度

为宣传我院医疗、科研、管理等方面的新进展和新成就，塑造医院及医务人员的良好形象和声誉，规范医院对外宣传的服务和管理，特制定本制度。

第一条　总则

各新闻媒体来医院采访或拍摄，需持有效证件或单位介绍信主动联系医院宣传科，由宣传科人员陪同采访。宣传科归口管理新闻媒体对医院的采访，负责各来访媒体的接待和协调工作。下班时间和节假日由医院总值班负责此项工作，必要时通知医院办公室工作人员。

第二条　接受采访的原则

新闻采访的接待，坚持有理有节，切记生硬推诿，不清楚或传闻情况不可乱说，不可说出无原则、有损医院形象的言语。

对于医学科普知识、新技术等有利于医院形象和发展的宣传采访，只要不影响科室部门的正常工作，经科室和被采访人同意报宣传科备案后，可以接受采访。

对于抢救工作、重大突破性技术、图书病例和一些社会事件，需要医院或有关医生作出介绍、评价、判断的采访，报宣传科备案同意后，可以接受采访。

重大抢救、灾难事故以及涉及刑事犯罪的事件的采访，由医院宣传科和相关科室部门共同接待。

凡涉及医疗纠纷的采访，在没有结论之前不接受采访，但要做好解释工作，并向医院宣传科报告，由宣传科及相关科室部门共同接待。

对于由社会纠纷引发的医疗后果，病人家属邀请记者采访或记者要强行采访的，医务人员坚持抢救第一的原则。同时要向家属和记者明确：因采访引起的医疗问题由其承担责任。

第三条　职工应对

医院各科室部门及广大医院职工有权要求前来采访的媒体人员知会医院宣传科后方可采访，否则不予接待。同时本院职工要有主人翁的意识，自觉维护医院形象和利益，不在媒体面前发表负面性言论，积极为医院赢得正面的舆论支持而努力。

第四条　媒体记者接待流程

正常状态：记者向医院宣传科提出采访要求，宣传科工作人员了解记者采访的目的、内容，专人联系需要采访的人员。

医院干部职工在知情的情况下接受采访。对于影响较大的突发事件或社会高度关注的敏感问题，必须由院领导授权后方可采访，避免不准确信息误导群众或造成负面影响。

异常状态：记者已经到达采访现场。保卫科或科室部门负责人礼貌接待，询问记者身份、采访目的及采访内容。报告宣传科或总值班核实了解情况，现场处理接待或电话授权同意接待采访。

第五条　重大事件及时上报院领导研究决定。

宣传科

××××年×月×日

第二节　媒体接待用语

本节总结了媒体接待宜用语、慎用语、禁用语。

一、媒体接待宜用语

（一）媒体采访接待三种情况

1. 接待记者提交采访申请的电话。一般情况下电话采访最好用传真方式问答，避免直接在电话中回应。"您好！这里是……，请问有什么可以帮您？""可以，我们可以接受您的采访申请，麻烦您将问题用传真方式发给我们，加盖公章并留下您的联系方式，我们的传真号是……，谢谢您的配合。""您的传真已经收到，一共……个问题对吗？我们将尽快回复您，谢谢！"

2. 记者电话采访业务部门但不宜直接接受时。业务部门如接到记者打来的电话，不可以直接进行答复，而应转新闻部门统一处理。一般情况下，由单位新闻部门统一面对媒体的做法比较妥当。如下回复："您好，感谢对我单位工作的关注与报道。我单位实行新闻工作归口管理制度，采访由宣传科统一安排。请您先与宣传科沟通，他们的电话是……，谢谢！"

单位新闻部门不要直接拒绝记者的电话申请，可以先将传真收下，待了解相关情况后再作答复，以公开为原则。

3. 记者在电话中要求立即答复时，可以婉拒记者的要求。"对不起，为了保证信息准确，我们只能以书面形式答复您，麻烦您把问题用书面形式发给我们，谢谢您的理解！"（广播媒体需要录音且已经有确切的可对外口径时，可以由工作人员严格按口径复述一遍，供媒体使用。）

4. 当采访内容不在职责范围内、采访对象因工作暂时不方便接受采访、采访内容暂无相关情况提供时。可作以下答复："对不起，您提的问题超出了我单位的职责权限，请向有关部门了解。谢谢您的理解！""对不起，由于您采访约请的对象正在一线参加工作例会，不能在今天下班前接受采访。请给出您方便的其他时间，或我帮您安排一位其他的采访对象，如知名专家？"

"感谢对此次事件的关注与报道，目前的信息仍是昨天我们最新更新过的，我们暂时没有进一步的进展与信息。请关注我们的官方网站/请留下电话，一旦有最新消息，将会与您联系。"

（二）现场采访时，与记者的沟通

1. 记者现场采访并可接受时。一般情况下，接受现场采访需要提前对采访做好准备。"您好！欢迎您来采访，我是……的工作人员，请允许我为您介绍一下这里的情况……"

如果是突发事件现场，没有做好充分准备的情况下，应尽快设置警戒线，限制记者进入事故现场，但同时应当设立媒体接待处和采访区，将可公开的事实情况向媒体公布，满足媒体的信息需求。

"您好！欢迎您来采访。我们的媒体接待处（采访区、临时新闻中心）设在……，那里有一些资料和专职的媒体接待人员，请您到那里了解情况。""您好！这是有关这次事件情况的书面资料，请您参考，有进一步的信息我们会再及时公布，谢谢！"

2. 记者在现场要求采访但不可接受时。"对不起，您提的问题不在我的职责范围内，我不能回答，请见谅！您可以向我们单位的新闻部门（或新闻发言人）了解情况"。"目前了解的情况已经都向大家公布，暂时没有进一步的消息，一旦有新的消息，我们会立即向媒体公布，您可以留下您的联系方式，谢谢！"

二、媒体接待慎用语

在媒体接待中有些语言要慎用。因情境、语境等原因，有些语言容易被放大或误读，伤害媒体或公众的感情，比如，反驳、强调困难、丧失信心、推测等不利于沟通和问题的解决等的话语。

1. 反驳他人的话。如"谁说的？谁这样说的""这话你也信啊""他们这样不太妥当""说什么，有什么好说的？"

2. 强调困难的话。如"我们这里也有困难……""你看我们人手这么紧张，实在没时间处理这个事情""现在正在忙，以后再说这个事情好吗？"

3. 没有信心、失望的话。如"事情到了这个田地，我们也没办法""现在已经没有余地了""只能走一步看一步了，没办法"。

4. 评价、推测等带有主观彩色的话。如"我认为……""据我推测……"

"事情可能是这样的……""与他人和其他地区相比的话，别的地方还没我们这儿好呢，你们知足吧"。

5. 自己不了解的情况，尤其是自己一知半解但不在自己职责范围的。"这个事不归我管，但我知道一点，我觉得没那么严重吧"。

三、媒体接待禁用语

不管在怎样的沟通状态，以下话语都是被禁止的。

1. 指责的话。①指责他人的话。如"这事都是×××搞出来的，和我们无关""×××犯的错要我们来收烂摊子"；②指责下级的话。如"底下的工作人员没有领会领导的意思""这事我们工作人员办得不太好""其实我们上边挺好的，都是下面搞砸的"；③指责记者的话。如"你们媒体别以为自己多了不起""媒体也要讲点社会责任感，不要写到哪儿算哪儿""你们总是胡乱报道，跟你们没什么好说的""你们光写不好的事情，那么多好的不写，这样有意思吗？""你们不要为难我，好吗？"

2. 把党和群众对立起来的话或不负责任的话。如"宣传的事别找我，该找谁找谁去""宣传这事我管不了""你找别的部门吧""这么多事情都要我们管，哪儿管得过来？"

3. 不关心人民群众的话。如"要死要活的，算个什么玩意儿""让他折腾去好了，自己太平日子不要过""他自己想不开，我有什么办法""这种都是刁民，根本不用理他""你是站在政府这边还是站在百姓这边啊？""你替谁说话的啊？"

4. 冷漠生硬的话。如"无可奉告""不知道不知道。"

5. 假话。与事实有出入的或不够确切的语言。

6. 需要保密的内容。超出国家法律规定的保密范围的语言。

第三节　受访者原则及注意事项

一、受访者的权利

在接待媒体时，我们常出现的问题之一是，因为媒体手里的监督权利而把媒体记者奉为上宾，过分迎合或者谨慎小心。事实上，采访者在采访时代表的是所在媒体，受访者代表所在医院卫生机构，采访者与受访者是平等的。接受采访通常是新闻发言人或科室负责人、当事人的职责之一，作为受访者也享有其权利，了解并用好这些权利，有助于获得良好的采访效果。

（一）有权知道在和谁及什么组织对话

如果经宣传科安排的采访，新闻发言人可以清楚地了解采访者及其所在机构的情况。但在危机事件现场或特定的情况下，就需要尽快确认记者所在媒体及其身份。在现场环境下，记者们可能认为你是事件的调查人员而发出一连串的问题。这时，需要让记者暂停，询问他是谁，来自什么组织。这种暂停的目的，是要争取改变态势，帮助你掌控谈话和局面，使你从一种被动接受的状态转向一种进攻的状态。最好能够在突发事件现场有专人负责接待媒体，如有必要，邀请记者到专门的会议室进行采访。

（二）有权婉拒采访

机构婉拒部分采访是正常的，这种拒绝通常由宣传科对采访申请进行筛选来完成。另外，也可能出现采访过程中的婉拒。"婉拒"的意思不是说记者问到采访对象了，什么话都不说，因为如果不说的话记者也会拿着镜头对着采访对象，不说本身也是一种表达。"婉拒"是指，很有可能初步拟定的采访对象不是接受采访的最佳人选。如果是这样，要告诉记者，建议他/她换一个采访对象，或者请他去咨询宣传科；其次，婉拒部分问题，不要回答不恰当的问题，或者诸如"如果"之类要求推测的问题，不要对另一家机构的表现进行评价，或者回答不宜公开信息的询问，如一些侵害患者隐私的信息。但在危机事件中，建议与宣传科及时联系，确定选取其他接受采访人选，或以其他方式信息公开，否则可能会陷入被动。

（三）有权知道问题的提纲

向采访者索要采访问题提纲，不要盲目陷入被采访中。如果有宣传部门工作人员协调采访，那么他或她应提供关于问题提纲的想法。采访对象也要复审一下该记者的问题清单，或者向宣传科了解该记者的专业情况、对事件的了解程度及其之前报道特点。

（四）有权要求重新录制采访

如果在采访中打了磕绊，或对自己关于一个复杂概念的解释不满意、对自己回答问题的方式不满意，那就要求重新录制，这是一种负责任的态度和要求，记者通常会很愿意配合。

（五）有权在任何时间终止采访，但要注意表达方式

要提前为采访设一个时间限制。如果采访对象同意进行一个20分钟的采访，但采访却超时了，采访对象就可以要求记者结束，再安排随后的另一个采访。

如果该记者歪曲了你说的话，或者采访主题超出了采访对象的专业，也可以如实相告并结束采访。采访结束后，应将相关情况反映给宣传科。

（六）有权让你的观点发出去

要通过采访来搭建沟通点。在采访结束时许多记者都会问，是否还有一些他们遗漏的或者你想增加的内容。要抓住这个机会重申采访对象所在机构的核心价

值理念或就此事你希望公众了解的重要信息。

（七）有权要备份录音，或者在文章将发表时获知文章观点

许多记者都很乐意提供录音。可以在接受采访时，由宣传科陪同并录音。这有利于减少报道中的信息误传，维护采访对象和记者双方的权益。对于文字采访，要询问记者文章何时发表。

二、接受媒体采访的五个原则

在接受媒体采访时，有"五要"：立场要对、心态要稳、定位要准、措辞要亲、指责要慎。

（一）立场要对

要站在国家、公众的利益及立场上。对立场的表达要态度鲜明，不拖泥带水。更不能像河南郑州某副局长面对媒体说出"你是准备替党说话，还是准备替老百姓说话？"的荒谬言论。

那么如何正确表达立场？一次人大会议开幕式结束后，在工作人员的陪同下原外交部长李肇星大步流星走出会场。早已等在外面的记者将李肇星团团围住，针对记者关于陈水扁的提问，李肇星说："违背历史潮流的冒险行动，不会有任何好下场。分裂祖国的人的命运，我相信是悲剧的。"

聚焦于健康领域，公众的健康是我们全力以赴追求的目标，这是我们的立场。

（二）心态要稳

当面对错综复杂或明显被误读或曲解意义的提问时，切不可急躁，要保持冷静，避免被激怒。

2018年6月4日，据俄罗斯卫星通讯社报道，在接受奥地利ORF电视台采访时，记者对普京有关其半裸照的问题表示，这些照片并不是游客或者狗仔队拍

摄的，有些照片还出现在克里姆林宫的官方网站上。面对这样一个涉及个人隐私的提问，普京不仅没有恼火反而说："谢天谢地，您说的是半裸，而不是全裸。我认为，如果是在休假，则没必要躲躲藏藏的，这没什么不好的。"

（三）措辞要亲

如果一场火山喷发引起的大火，没有人员伤亡，则可能是一则科学新闻，讲火山爆发的成因、对大气和航班的影响等，但如果造成了人员伤亡，影响了附近村庄，就可以写作为一则社会新闻。"人"是新闻事件中最重要的要素，发言人要关注于事件中的人，并采用人性化的表达方式。在接受采访时，时刻不忘记所从事工作对公众的影响与帮助，对医者仁心作出真切表达。避免像某院长以"医院哪天不死人！"回应媒体"非典怎么死了那么多人"的提问。这种表述给公众的感受是，医院负责人冷漠且不爱惜生命。

（四）定位要准

着眼于自身所在机构职能及自身职位，说该说的话、表达应有的观点。不能擅自越俎代庖，回答不该回答的问题或者讲超出自身职责范围的话。

（五）指责要慎

对相关部门、行业内其他机构和/或上级机构的评价要慎重，有时候正常的评价甚至期许，一旦在公共场合发表并刊于媒体，则给受众的感觉是越位对该机构的指责或批评。如果得到授权公开批评相关机构，需要注意措辞。

如一次在西部某省份卫生系统新闻发言人培训中，进行了主题为鼠疫防控的新闻采访模拟演练，因鼠疫防控涉及旅游、教育、医疗等各个部门，某市疾控部门负责人在面对媒体"如何加强防控"的提问时讲："我希望各部门尽职尽责。"

现场听众也许能明白该发布者的表达，但这句话很可能带来误解——"各部门"不禁要问，我们的职责是由疾控部门赋予的？难道我们没有尽职尽责？那么应该怎么回答？在采访中，如果涉及协作部门，首先要立足自身职责表态。也许这样表达更容易被接受：我们疾控部门首先要严格工作规范，加强排查，做好防控。同时，也感谢各部门的支持，鼠疫防控这项工作离不开各个部门的大力协助，我们将加强与各有关部门的联系，在有关部门的支持下进一步共同减少感染、传播，把鼠疫防控工作落到实处。

三、接受采访注意事项

有经验的发言人当面对一位记者或者一群记者时，或是面对大众传播媒体在线访谈时，总是假想自己是和"一个人"进行推心置腹的谈话，这样效果最佳。那么接受媒体采访的基本原则有哪些，怎样可以沟通得更好？

接受采访者应注意，会见媒体不是威胁而是提供了一个向媒体说明的机会；提前了解媒体、记者特点，有助于更好地接受采访，实现信息传播意图；接受采访过程中，态度亲切有礼、有耐心，尊重并集中注意提问者；最好能够定出采访议程，如设定时间等，控制大局；放慢语速，回答精确扼要；根据电视、广播、平面媒体特点作出配合等。

（一）采访前的准备

在正确认识媒体关系的基础上，新闻发言人需掌握一些接受媒体采访前、中、后的基本步骤，具体如下：

1. 接受采访前，了解记者所属媒体名称与该记者姓名。

2. 接受任何采访前，详细了解采访意图、需求与主要问题。

3. 采访前预测问题，准备口径并确定要发布的核心信息。

4. 接受采访前不要让记者感受到不同记者受到不同待遇。例如，有些新闻发言人仅仅接受与自己相熟的记者采访，这容易引起其他记者误会。

5. 采访开始前向记者致谢，感谢媒体提供让机构被深入了解的机会。

6. 采访开始前不妨聊聊你所了解的记者之前的报道及所在机构的情况。

（二）采访中的安排及注意

1. 接受采访中需携带必要的背景材料，以备不时之需。

2. 采访中，用清晰、非技术语言。任何表态都需以事实为基础，不缩小、不夸大。

3. 接纳公众对风险或事件的剧烈情绪反应。

4. 采访中使用短句。选择吸引人的表达方法，使用日常语言正确、有效表达观点。

5. 采访中如不能回答记者所提问题，应解释为何不能回答，如会后可回答，了解后将给记者进一步回复的承诺。

6. 在采访过程中反复强调重要的核心信息，加以重复。

7. 注意体态语言、语气、语调与表达内容的一致性。

（三）采访后的确认

1. 采访后再次向记者致谢。

2. 可以要求记者将稿件发给自己审核，或将报道中相关事实信息（例如数字）发回确认。

四、了解各类媒体采访特点

了解媒体特性、合理利用媒体，可以对接受采访中的交流或信息发布起到事半功倍的效果。以下是几种常见媒体的传播特点及需求：

（一）电视

电视是不可忽视的强势媒体。听众面广，有形有声，影响力大，并可多次重复播出，易于在短期内形成某种舆论、制造声势。2004年年底，社会有担心流脑流行的恐慌趋势，时任卫生部副部长高强接受媒体采访，发布正确消息。"当前我国流脑处于平稳常态"的新闻一天在中央电视台滚动播出 13 次,有力地平息了不稳定局面。

2003 年中央电视台新闻频道开播,提升了电视新闻传播的时效性。以往由于电视制作较复杂,电视时效性比广播甚至报纸更弱,而现在电视也可以通过滚动字幕、现场直播、主持人口播的形式等实现较高的时效性。电视直播由于现场感强、实时、信息真实而效果好,国务院新闻办召开新闻发布会,一般在 CCTV-4 或 CCTV 新闻频道直播,同时在中国网等网络媒体进行网络直播。

地方电视台,如县电视台在本县域收视率一般较高,是本地传播的一个好选择。

电视新闻对宣传服务的要求是不仅要有新闻稿,更要求有生动的画面、现场感。如果没有现场活动且缺乏音像资料,那么照片及图片资料、制作图表板等是替代的方案。

(二)广播

广播特点是有号召力,声音比文字给人的感受更直接,更有魅力;短平快,直播节目制作方便。对于经济不发达地区的传播尤其重要,很多家庭没有电视,但有广播。专业广播台有其特定的听众群。北京年轻的有车族喜听交通台,其他地区是否也有类似情况,可根据情况选择相应广播台或栏目。

对广播来说,有"同期声",即现场的、采访对象的声音而非播音员播报,会增加广播节目的吸引力。

(三)报纸

报纸适合于做深度内容,对复杂问题作出解释。也能够通过安排整版、放大标题等方式突出某一话题。中央报刊主要有人民日报、光明日报、经济日报等全国性大报,都市媒体一般为地方性媒体。都市媒体与中央主流媒体的关注点不尽相同,都市媒体更多采取市民视角。都市报需要能抓人眼球的故事及重大的、有冲突感的新闻。无论哪种报纸,有冲击力的照片、图表都能为报道增色。纸质媒体受新媒体冲击出现了洗牌，一些报社探索新媒体融合发展，部分报社关闭，这是媒介发展的正常进程。无论怎么变化，纸质媒体中受新闻训练的专业记者所承载的"把关人"的功能是社交媒体无法替代的，纸质媒体的公信力仍值得重视。

（四）通讯社

通讯社直接面向众多媒体，媒体向通讯社购买新闻。国内通讯社有新华社、中新社。新华社是世界四大通讯社之一，中新社主要面向海外华文媒体。通讯社可以提供稿件、照片，甚至音频、视频等给全国媒体。通讯社发稿量相对自由，不像报纸受版面限制。

（五）网络媒体

网络的优势是快捷，同时可提供大量信息给多人使用，适于及时发布突发公共事件信息及澄清信息。权威信息网站有三大类：一类是经中宣部批准有采访权的，如中国网、人民网，内容把关相对严格；另一类是商业门户网站，如新浪网、搜狐网等；还有一类是卫生系统官方网站，如国家卫生健康委员会建有网站，各省卫生健康委也建有官方网站，很多医院都建有网站。网络的最大特点是更新快，因此网络信息要抢时间，重大新闻第一时间上网，十分受记者、公众欢迎。同时，以微博、微信为代表的社交媒体越来越获得公众的青睐，用户不断增长，一些医疗机构也开设官方微博、微信公众号，越来越多的医护人员开设个人微博，知名的如"医生哥波子""急诊女超人"等，这些载体在关键信息传播上可以有效促进医患沟通与理解。

2015年，首批网络媒体记者获颁记者证，这也表明网络记者的新闻采访合法地位得到了认可，并将成为一支重要的新闻采访力量。网络媒体记者需要综合全面的信息，所需信息量大、程度深，受访者可同时提供多种类型的资料，如文字稿、图片、图表、视频等作为辅助信息，有利于提升信息的说服力与传播力。

他 4-1 发言人接受采访表现评分一览表

表 4-1 发言人接受采访表现评分一览表

评分项目	得分（1～10分）
（一）表现和气度	
1. 发言沉着自信	
2. 看上去准备充分	
3. 没有使用笔记	
4. 有效地利用时间	
5. 通过眼神与记者交流，而不是紧盯摄像机	
6. 身体语言与发布的信息协调一致	
7. 尽早表达同情心	
8. 在恰当的时候微笑示意	
9. 通过手势和面部表情强调重点	
10. 不与记者争辩	
11. 不承诺或推测	
12. 能控制采访过程	
（二）清晰明白地传递信息	
13. 在早期就传递了主要的信息，并反复强调	
14. 陈述简短、明了、适于引用	
15. 以有说服力的结论开始，然后详细解释	
16. 回答问题坦率、真诚	
17. 正确陈述事实，并一直重复事实	

续表

评分项目	得分（1 ~ 10 分）
18. 回答了记者的问题	
19. 提供了可以采取的措施	
20. 用公众可以理解的词汇解释信息	
21. 利用过渡语将负面信息转变为正面信息	
22. 用过渡语过渡到主要信息（搭桥）	
23. 促使记者问接下来的其他问题（挂钩）	
24. 优先强调了关键信息（树旗）	
（三）使用同期声	
25. 有效利用简短句形成核心信息	
26. 同期声包含不超过 3 条关键信息	
27. 把关注点放在"人"身上：同期声是个性化的、易产生共鸣的和利益相关的	
28. 使用积极的动词	
29. 语言具有说服力	
30. 同期声便于记忆	
合计	

经验仓 4-1 首都医科大学附属北京朝阳医院 医药分开试点工作媒体采访接待

北京朝阳医院自 2016 年 9 月 1 日起实施医药分开试点工作。对于医院的试点工作，患者反应平静，媒体反应热烈，舆论导向积极正面。试点 1 个月后，媒体报道总量突破了上千次。其中电视媒体报道 30 余条（新闻联播 2 条），报纸媒体报道 50 余篇，广播报道 4 条，网络访谈及转载近 900 次。

一、前期准备工作情况

（一）领导和组织保障情况

全程参与，广泛沟通，确保政策解读不失真。

1. 健全队伍，建立沟通平台　医院为了实时监控舆情，在试点工作启动前两周，更新了医院网管员队伍，组建了医院网管员联盟，设立了专门用于网管员沟通交流的QQ群。另外，将前期组建的网络微博志愿者组织起来监测舆情。

2. 全程参与，掌握第一手材料　北京朝阳医院接到试点任务后，领导高度重视宣传工作，在医院"医药分开"试点工作领导小组下设立相关职能部门参加工作小组时，特别将宣传中心纳入工作小组。医院根据试点时间和需要完成的任务，制定了医院"医药分开"试点工作倒排时间表。院领导要求宣传中心配合其他职能部门步调一致地展开工作。同时，院领导要求宣传中心全程参与每周由理事长、执行院长亲自主持召开的工作小组例会。旁听各部门的工作进展汇报，宣传中心掌握了医院"医药分开"流程设计、工作进展、筹备细节、可能出现的问题以及应对方案等第一手资料，确保在撰写、准备材料时得心应手。

3. 广泛沟通，了解各部门需求　撰写各种材料前，医院宣传中心与各职能部门广泛沟通，掌握各部门需求，确定撰写材料的内容范围，并决定采用问答形式为患者和医务人员解答"医药分开"相关知识，确保撰写的培训材料和患者宣传材料有的放矢。

4. 层层审核，确保宣传材料正确　对宣传部门撰写的医务人员手册、患者折页、媒体通稿、院区内设的展板内容、横幅标语等各种宣传材料经过医院医保办公室、医务部、门诊办公室、物价办公室、财务处修改，主管院领导审阅，上级行政部门审核，确保能够正确把握政策，保证文字材料的正确性。

（二）职工培训动员情况

形式多样，纵横交叉，确保人员培训无死角。北京朝阳医院一院两址，本部在朝阳区工体南路8号，西区位于石景山区京原路5号，两院区地理位置相距遥远，职工共计3800余人，人员众多。为了顺利推进医药分开试点，达到平稳有序的目标，根据医院领导的部署，医院对全体医务人员进行了多种形式、分层、分片多次培训和政策解读，达到统一思想、统一行为的目的。8月10日至12日医院组织了为期两天半的中层干部培训班，宣传中心参与了培训班材料的编印，将北京市公立医院改革方案和北京朝阳医院改革方案编印其中，让中层干部正确把握改革方向。在医药分开实施前，院领导责成宣传中心撰写、印刷了职工自学材料——医药分开相关知识问答的"口袋书"发放到全院职工，人手一册，起到了方便医务人员随时自学、查找的作用，确保医务人员全面正确地理解政策的目的，营造了全院职工众志成城的改革试点氛围。

（三）患者宣传普及情况

提前预热，多轮投放，确保媒体宣传广覆盖。为了获得社会和百姓的认可，北京朝阳医院在医药分开试点前1周，通过宣传展板、展架、横幅、桁架、电子显示屏、医院网站、博客、微博以及患者折页等形式向患者宣传了医药分开的知识。同时，通过新闻媒体宣传预热，分别于7月、8月上半月、8月下半月分三轮向社会和百姓宣传了医院9月1日实施医药分开试点的消息，在方便患者就医的同时，也得到了患者的支持和理解，当患者有了思想准备，在心理上就能够较平静地接受设立医事服务费的事情。所以，实施医药分开试点的当天以及后面的几天，现场咨询政策的百姓人数和比例明显减少。9月3日是朝阳医院实施医药分开的第三天，也是第一个周一就诊高峰，现场挂号的患者缴纳医事服务费时也很配合，未造成人员的拥堵和滞留，显示前期的宣传取得了显著的效果。

（四）启动前的相关准备工作

宣传中心为了配合医院实施医药分开试点的流程改造，积极协助相关管理部门完成了各种就诊提示牌、分诊台提示信息、专家介绍展板（实施医事服务费后价格）、预约患者挂号指示牌、印制患者宣传单的制作和印刷工作，保障了医药分开试点前相关准备工作的顺利推进。

二、启动实施情况

（一）启动日当天的准备和应对情况

因势利导，重点突出，确保舆论导向不走偏。医院坚持"配合、沟通、引导"的原则，2016年8月31日，50余家媒体申请采访。9月1日宣传部门积极配合媒体，请示上级主管部门批准，组织了媒体沟通会。由封国生理事长、陈勇执行院长以及医务部、护理部、药事部、财务处、医疗保险办公室、门诊办公室等部门主任参加，集体接待了50余家媒体的采访。院领导班子提前确定了宣传报道不需面面俱到，应重点突出的原则，并确定了医院的医药分开改革的宣传重点放在合理用药、保障患者用药安全上，因此，在集体采访过程中，医院除了向媒体和大众传递了医药分开政策的内容、意义等信息，还重点引导媒体和公众关注合理用药和患者用药安全，而不是片面地算医事服务费设立后省不省钱的问题。

（二）启动后持续应对情况

整体策划，适时投放，确保改革亮点见报道。为了把握正面的舆论方向，在院领导的积极支持下，结合加强临床合理用药管理的重点工作，我们主动邀请主流媒体观摩医院处方点评会，进行宣传报道，通过媒体，纠正百姓"好药是新药、贵药"以及"大处方是金额高"的错误认识，提高百姓合理用药的认知水平，争取患者和百姓对我们工作的理解和支持。媒体反响热烈。9月4日，京华时报、新京报做了整版的报道，人民日报、新华社、健康报、北京日报、北京青年报、北京晨报以及北京电视台多个频道进行了报道，收到了良好的社会效果。北京晨报又发表了评论文章《处方点评虽有微瑕不是白璧》，BTV财经的《首都经济报道》还向百姓宣传了"急三慢七"处方管理规定的科学道理，纠正了百姓合理用药的错误认识，提高了患者合理用药的依从性。10月4日北京日报、10月15日新闻联播报道了医院1个月试点成绩。同时，开始积极宣传医院下阶段的重点工作——提高患者满意度工作。10月17日，京华时报、北京晨报、北京青年报、北京晚报又报道了医院提高患者满意度工程启动的新闻。通过整体策划，适时投放，媒体报道了医院医药分开改革试点的两项重点工作——合理用药和改善患者体验，将媒体和公众的兴奋点引到医药分开试点的意义上来，即：体制机制上改变医院的补偿结构，医院更加关心如何为患者看好病；医疗管理和利益机制上，消灭大处方，促进合理用药，最终达到改善患者体验的目的。

（三）改革实施的效果和分析

通过医院整体的策划和实施宣传材料的投放，基本达到了人员教育无死角，患者宣传广覆盖，媒体舆论均积极的效果。

三、体会

回首北京朝阳医院医药分开前后 3 个月余的宣传工作，医院医药分开试点得到了很多媒体正面的报道，患者反应平静，舆论导向积极。这些效果的取得主要得益于医院领导的高度重视、宣传的整体策划、媒体的提前预热和内容的重点突出。

1. 领导重视　医院领导高度重视宣传工作，将宣传部门列为工作小组成员。宣传中心全程参与了医药分开工作小组例会、市各委办局领导的调研、视察工作，掌握了第一手的宣传材料。院领导又亲自确定媒体宣传重点，积极支持了宣传部门的宣传工作，并参与了媒体的采访才使得医院医药分开试点工作的宣传有声有色。

2. 整体策划　在医药分开宣传工作需要有整体策划。对内宣传、对外宣传分别要做哪些工作，何时必须完成，与医院其他各项准备工作的关系如何，媒体宣传重点宣传哪些点，用什么形式向媒体展示，何时投放消息，投放给哪些媒体？这些问题需要提前做出整体策划，取得医院领导和全体职工的支持。我们的经验是根据试点时间做出各项工作的倒排时间表，积极、持续地与医院主要领导、相关职能部门及临床科室负责人沟通，得到他们各种形式的支持。如撰写材料经相关职能部门审核，或者由相关部门提供宣传素材，请各领域专家接受媒体采访等。为了营造宣传氛围，在消息投放上，注意分次、递进、不断投放。前期可以仅为短消息，逐步递进、过渡为医药分开内容、预约患者就诊提示等服务类信息。在媒体选择上，兼顾广播、电视、报纸、杂志等传统媒体和门户网站、健康类网站、医院官方网站、医院官方微博等新兴媒体。既有中央电视台新闻联播、东方时空、经济半小时，新华社、人民日报、北京时报等权威媒体，也有新京报、京华时报、北京晚报等都市媒体，还有凤凰卫视、财新网等境外媒体。宣传方式多种多样，有新闻通稿统一投放、有媒体记者集体采访，也有记者专访、独家报道、现场观摩等。

3. 提前预热　在各级、各类媒体的提前预热，以及医院内宣传氛围的营造在争取百姓公众的认可上可以起到事半功倍的效果。医院医药分开试点改革在运行的前1周内患者反应平静，现场咨询的患者均可以接受并积极配合缴纳医事服务费。这些效果是由于医院分别于7月、8月上半月、8月下半月分三轮向社会和百姓宣传了医院9月1日实施医药分开试点的消息。在宣传内容上，采取前期简单、后期具体的方式，在试点前一天，新京报、京华时报等报纸媒体刊登了针对9月1日前预约了医院9月1日以后号源的患者的提示消息，提示其就诊是缴纳医事服务费。方便患者就医的同时，也得到了患者的支持和理解，患者有了思想准备，在心理上能够较平静地接受设立医事服务费的事情。

4. 重点突出　宣传不必面面俱到，应重点突出。医药分开试点工作启动前，医院准备了3～4个宣传侧重点，但是，为了保证宣传重点突出，院领导亲自确定了医院医药分开宣传重点是促进临床合理用药。医院宣传部门在9月1日组织媒体记者集体采访时院领导介绍材料里讲，相关职能部门负责人接受媒体个别采访时讲，结合记者提问时讲，不断强化。另外，围绕这一重点，在院领导的倡导下，9月3日，医院宣传部门邀请主流媒体记者观摩了医院合理用药的重要管理手段——两级处方点评现场。媒体反响热烈，很多媒体跟进报道。10月，医院启动提高患者满意度工程，医院再次邀请部分主流媒体报道，旨在向公众传递医药分开试点的根本宗旨是改善患者体验的信息。

宣传工作中需要避免三个误区：一是避免引导患者算账；二是避免一味强调降低次均药费；三是避免一味强调降低医保患者费用。

一是避免引导患者算账。患者来医院就诊的根本目的是治病，而不是省钱。因此，在宣传上，应注意引导公众关注医药分开试点后，医院和医务人员如何规范医疗行为，合理用药，保障患者用药安全，为患者看好病，而不是引导患者算账，如设立医事服务费后，自己看病是否"划算"。

二是避免片面强调降低次均药费。医院在对医务人员的培训和宣传材料中多次强调应通过规范诊疗行为，促进临床合理用药，保障患者用药安全。临床合理用药的结果是可以降低患者次均药费、药占比乃至次均费用。不能本末倒置，避免出现为了一味降低患者次均药费而导致的诊疗不足，威胁患者健康的行为。

三是避免片面关注医保患者费用，忽视非医保患者降费。医院在对医务人员的培训和宣传材料中多次强调对待患者一视同仁，在诊疗过程中不考虑患者身份，在合理诊疗、合理用药的基础上，尽力为患者节约费用。

（供稿：首都医科大学附属北京朝阳医院　杨舒玲）

第四节　如何举办新闻发布会

要成功举行一场新闻发布会，首先内部宣传、技术人员要沟通并统一意见，确定发布会主题或主要观点、支持信息，弄清楚知道什么、不知道什么。准备清晰、简洁、观点明确的发布稿，根据舆情与熟悉记者探讨可能的提问，准备口径。向上级报告拟发布内容以获得支持及发布授权，按标准程序内部开一次发布会实战演练等。举办一场新闻发布会，有以下具体考虑：

一、组织新闻发布会

（一）确定发布会时间地点

例行新闻发布会可固定时间、地点，如每月 10 日上午 10：00 时在机构发布厅举行，如遇节假日向后顺延。临时新闻发布会根据信息发布需要，确定时间、地点。突发事件中，新闻发布周期根据需要，可以每周一次，每天一次甚至每天几次。

（二）确定发布会主办方

根据《突发公共卫生事件应急条例》《中华人民共和国传染病防治法》《政府信息公开条例》等，参考事件严重程度、舆情、涉及机构范围确定发布会主办方。原则上由当事机构发布，技术问题由专业技术机构发布，政策、管理中的问题由行政机构发布。如有需要，也可以多家机构配合发布。如事态严重或呈进一步严重趋势，可请上级机构统一发布。

（三）选取发布人、确定发布主题

分两种情况：一是由发言人独立发布并回答记者提问，二是发言人主持，邀请几位相关负责人作为发布者共同发布并回答记者提问。后者要注意发布前，发言人、发布者间做好沟通。确定发布主题需要在舆情监测的基础上，有针对性地提出。

（四）准备发布材料

准备发布会的散发材料和答问参考，并协助发言人准备开场白。国务院新闻发布会及行政机构散发材料每个主题一般不超过3000字，开场白每个主题不超过1500字。医院新闻发布字数可以酌减，以少胜多。答问参考除考虑发布主题的相关内容外，还要根据境内外媒体近期对机构关注的敏感问题进行准备。答问内容尽量简短，以每个问题不超过500字为宜。如果事件发生突然，来不及准备发布材料也可以发布会后再发给记者。

（五）发布厅及会务准备

1. 确定工作人员　分别负责记者签到、话筒递送、秩序维持、设备技术支持、翻译、速记等。

2. 设备调试　确保音响、话筒工作正常，给摄影、摄像记者留出足够空间。

3. 会场布置　背景板、发布台（桌签）、签到台。

4. 资料打印　答问口径（发言人专用）、包含发布者姓名职务单的签到表、新闻稿、发布稿等。

（六）通知记者

突发事件发布可以临时电话通知记者。注意中央媒体、地方媒体均需照顾到。

（七）现场发布

正常的新闻发布时间控制在 1 小时左右，其中现场发布 15 分钟。现场根据需要安排翻译，一般为交替传译。突发事件新闻发布时间可缩短，根据掌握的最新情况做简单通报即可，之后可持续发布。

（八）总结评估

发布会当日，宣传科将发布会实录报发言人审核同意后分送各位分管负责人，同时上传至本机构官方网站。发布会后一周内搜集国内外媒体对发布会的报道，进行评估和分析，并形成文字材料报各位分管负责人。

二、主持新闻发布会

新闻发布会主持人很重要，负责把握发布流程、调控现场气氛、处置突发情况等。发布会流程通常如下：

1. 介绍主题及发布会缘由。
2. 介绍发布者。
3. 请主发言人介绍基本情况。
4. 提示进入答问环节。
5. 选择提问记者及示意发布者。
6. 提醒最后一个提问。

7. 宣布发布会结束，感谢记者参会。

8. 现场接受个别媒体会后采访。

9. 维持秩序，引领发布者离场。

三、发布会着装及肢体语言

（一）发布会着装

1. 男性发言人应着深色纯色西装，配浅色衬衣，醒目而庄重的领带。

2. 女性发言人化淡妆，不佩戴过多闪亮饰品。

3. 不要穿条纹衣服或浅色衣服。

4. 服装颜色不要与背景板色系相近。

5. 服装不要过于鲜艳、花哨，避免古怪、前卫。

（二）发言人肢体语言

1. 体态

（1）坐姿挺拔，适当前倾，体现出倾听的姿态。

（2）不要后仰、把双手交叉在胸前或漫不经心。

（3）点记者提问时，掌心向上，不要用手指。

（4）坐定后不要低头或经常移动身体。

（5）站定后不再随意走动。

2. 表情

（1）日常主动发布时和蔼、面带微笑，面对困难时保持平静。

（2）通报灾难性事件、辟谣时与事件给人的感受保持一致，庄重、坚定。

（3）以目光调动记者的注意力，与镜头有交流。

（4）眼睛不要旁顾四周、躲闪游离或思考时上翻。

3．手势

（1）必要时使用手势。

（2）手势不必过多。

案例 4-2　上海长征医院及上海市卫计委召开新闻发布会通报伤员救治情况

上海长征医院召开发布会通报踩踏事件伤员救治情况

2015 年 1 月 1 日，据央广网上海 2015 年 1 月 1 日消息 据中国之声《央广新闻》报道，今天下午上海长征医院召开新闻发布会通报伤员救治情况。

记者：13 位重伤员中，有多少名现已脱离生命危险？

发布会发言人：这些我们目前都在积极的救治当中，总体来讲，有一些我们已经做转院处理，大部分的生命体征还在控制当中。

记者：此前网上说有失联的人员，找不到人了，现在这方面的情况进展？

发布会发言人：我们卫计委正在协助相关部门正在进一步对这些受伤的人员进行身份的一个确定。从目前 40 位的伤员情况来看，33 位留院伤者已经明确身份，其他有一些处在昏迷当中，还不太容易确认，我们都在积极地协调当中，配合有关部门在进行确认。

记者：有几名昏迷的病人，脑外伤比较多，有没有脑死亡的现象？

发布会发言人：从目前我们掌握的情况来看，还没有这样的一个情况发生。现在我们医院收治的伤员主要是创伤性窒息和四肢软组织挫伤，还有上腹部挤压肠胃组织，关于这几类伤，在医学上都有规范性治疗的措施和办法，我们专家会进行规范的、科学的救治。在有序地救治伤员的同时，我们也会及时把救治情况反馈给卫计委，第一，通过卫计委组织渠道做好伤员的安抚工作；第二，我们也和公安配合，做好现场家属和陪伴、解释与情绪稳定工作；第三，我们医院里面也有医学志愿者服务团队和应急分队，加强对患者家属的心理疏导和安抚工作，通过这些工作来保证秩序和救治工作的稳定。

上海市卫计委召开发布会　通报踩踏事件伤员救治情况

央广网上海1月2日消息（记者王渝新　杨静　傅闻捷　周阳）据中国之声《央广新闻》报道，今天下午，上海市卫计委召开新闻发布会，通报了外滩踩踏事件伤员的救治情况。

上海市卫生计生委新闻发言人邬惊雷首先介绍了外滩踩踏事件伤员救治的最新情况。

邬惊雷：上海市卫生计生委集中全市最优质的医疗资源，全力以赴做好外滩踩踏事件伤员救治工作。截至1月2日上午11点，在医务人员的精心治疗下，又有9人出院。31人继续在院治疗，其中重伤13人（个别伤员仍然危重），轻伤18人；男性7人，女性24人；所有伤员姓名已经全部查明，并且已经和其中的28名伤员的家属或者同事、朋友已经取得了联系。

昨天上午长征医院新增加了两名轻微伤的病人。一名是陪同伤员来医院就诊回家后自己感觉不适，到长征医院就诊的，经过诊断是胸部的轻微挫伤。另一名是自己到院就诊，诊断为右膝关节软组织损伤。这两位伤员经过对症处理治疗以后已经离院。昨天下午，长征医院向卫计委通报了这两个病例。所以到今天的11点，我们统计的伤员是由之前的47人增加到49人，我想给大家做一个说明。

那么昨天到现在的情况，我们市卫生计生委在第一时间成立了由华山医院、中山医院、上海市第六人民医院的神经内科、神经外科、骨科、胸外科等6位专家组成了我们市级的专家组，会同我们收治医院专家对所有的伤员进行了评估，重点是对重伤员进行了评估，指导了进一步的诊治的工作。专家组一致认为，各个收治医院对伤员的抢救及时，诊断明确，前期治疗措施得当，并对下一步的治疗提出了指导意见。经过瑞金医院专家的再次会诊，我们对黄浦区中心医院的2名重症伤员已经进行了转院治疗，已经安全转运到瑞金医院。所以，这次外滩的踩踏事件，所有伤员都已经安排在三级甲等医院进行治疗。

我们市卫生计生委还及时启动了心理援助工作。我们协调上海市精神卫生中心组成了 8 个人的专家组，并召集了 6 家区县的精神卫生中心，近 40 位人员组成了应急的后备队伍，分别与三家收治医院对接，做好伤员的心理干预，并要求收治医院同步做好伤员的心理疏导。我们还组织了医务社工和志愿者参与伤员及家属的劝慰和安抚工作。

目前的情况大概是这样，下一步，我们上海市卫生计生委将进一步统筹我们上海全市的医疗力量，尽我们的最大努力来做好伤员的救治工作。

第五章
如何回答记者提问

两喜必多溢美之言，两恶必多溢恶之言。

——《庄子》

无论是医院安全事故还是医患纠纷，媒体采访都需要发言人去面对。媒体记者采访和提问是新闻传播链上不可缺少的一环，发言人希望传播观点和信息，记者的职责是寻找真相并进行报道，这种目的上的差异，使记者有时看起来是在挑战发言人。尤其危机之中，信息往往不透明，公众与媒体对事件存在信息空白点，谣言、误解就此产生，当媒体行使社会瞭望者职能时，很可能会提出令发言人难堪的问题，这时的发言人该怎么回应？很多事实表明，无论事件性质如何，正确回答记者提问，媒体报道并非一定是负面的。本章将就答媒体问的总体原则、批评等棘手提问类型及应对、超越职责的提问等特殊提问及应对分别介绍。

第一节　回答记者提问的总体原则

回答记者提问是机构通过记者与其背后影响的公众交流的过程。记者代机构发现了存在的问题、不足或其后果，代表公众为机构提供一个澄清、解释、沟通与促进理解的机会。这样去考虑，发言人的心态就不是在"接受审判"，而是感谢、谦卑，虚心接纳、耐心解答。

一、非暴力沟通原则

我们不妨采用马歇尔·卢森堡博士发现的沟通方式，依照它来谈话和聆听，能使人们和谐相处，这就是"非暴力沟通"。非暴力沟通的四个基本内容是观察、感受、需要、请求。他强调的是，不仅需要观察、感受、用心聆听，还要明确价值需要与提出请求。

首先问自己，我观察到的事实是怎么样的？我的感受如何？体会和表达感受，哪些可能导致那样的感受。为了改善，我的请求是什么？比如，面对一场医患纠纷，患者向媒体投诉，记者前来进行核实报道。作为发言人，观察到的事实是？记者前来，就患者提供的信息进行调查，了解真相。我的感受是被触动的，感受到患者的无助与期待，没有与医院沟通而选择媒体曝光，说明患者存在愤怒，且没有得到有效的解决。为了改善这种状况，我的请求是，请记者给我时间，去调查了解事实，并且就工作中可能存在的瑕疵作出改进，可能存在的问题作出纠正，并且，向患者传达感谢与慰问。反之，如果感受被冒犯，也是一种正常的情绪反应，因为工作中，我们一心为患者全力以赴提供精良的技术服务、创造良好的就医环境，但是仍然不被理解，仍然被投向媒体的新闻报料打扰，在繁忙的工作之中还要抽出时间与媒体沟通，我们感觉委屈。这时我们请求什么？我们可能请求媒体报道真相，正面报道医院的努力、医生的辛苦。这样一种自省的沟通方法，可以帮助发言人正视内心的需要，冷静面对看上去咄咄逼人的提问，理解提问背后的驱动力。

非暴力沟通技巧强调我们对自身的感受、行为以及对他人作出反应时的选择负责，以及如何致力于建立协作性的人际关系。在采用这种沟通方法的时候，要注意以下几点：①区分观察和评论，能够不带预设地仔细观察正在发生的事情，并具体指出正影响我们的行为和事物；②区分感受（feeling）和想法，能够识别和表达内在的身体感觉和情感状态，而不包含评判、指责等；③体会与正发生的事情和感觉相关的需要——所有人共通的需要（如食物、信任、理解等）是否得到满足；④提出具体、明确的请求（要什么，而不是不要什么），而且确实是请求而非要求，希望对方的行为是出于由衷的关心（compassionate giving），而不是出于恐惧、内疚、惭愧、责任等。

二、积极简洁回应原则

准确传递对记者提问的态度，首先是对提问作出积极的反应与热情的回应。如，"感谢你提出的问题""这是一个好问题，也是大家所关心的"等。

在面对有对抗情绪的记者时，还需注意要使用积极语态正向表达。在语言上尽量使用正面词汇，而不采用否定或双重否定。例如，用"我们的工作很有效果"而不是"我们的工作并非没有效果"。又如"尽管事情进展不大，我们仍积极尽一切努力推进"比"事情仍进展不大，我们不是没有尽力推进"更易于接受。

其次，回答要简洁。因为冗余信息往往会淹没真正要表达的核心信息。据统计，美国白宫和美国国务院新闻发言人回答每个问题平均只用 40 秒。在有的国家有"15 秒原则"，即记者在提问时，不管问什么问题，都必须在 15 秒以内迅速回答，否则就是不合格。

 5-1　媒体沟通困境与应对

表 5-1　媒体沟通困境与应对

困境	应对
打断你的话	保持礼貌，并坚定自信继续说话
硬指你曾说过某些话	表示反对，并重申你的观点
将虚假信息说成事实	澄清失实之处
诱使你作出不拟见报的评论	不直接回答，可搭桥到另一话题
连珠炮式提问，使你紧张	选答其中有把握的一两个问题
在你未答完时，转向另一问题	如有必要，回到上一问题，继续作答
谈及另一部门	勿直接谈及其他部门的名称
声称不明白技术性答案	简化用词，重申你的重要信息
要求你提出个人意见	不作答，转向其他话题
以你的朋友自居，并表示会支持你	先视他们为专业记者，然后才视为朋友。搭桥转向其他话题

案例 5-1　医院回应：网传医院儿科没有呼吸机不属实

事件回放

2013 年 3 月 20 日，凌晨下着雪。据媒体报道，当日，在中关村鼎好大厦楼下，一名 20 岁左右的女子产下男婴，随后将孩子放在三轮车上独自离开。新生儿光着身子躺了 40 多分钟，被好心人发现后送至北京海淀医院抢救，后被建议转到首都医科大学附属北京儿童医院救治。但处警民警表示，不能送到北京儿童医院，而要送到另一政府指定接收救治弃婴的医院。最终，这名弃婴因病情危重，抢救无效死亡。

2013 年 3 月 25 日，该政府指定接收救治弃婴的医院召开新闻发布会，首次回应"中关村弃婴在救治中死亡"事件。院方介绍，网传的"医院儿科没有呼吸机"与事实不符。

该院业务院长介绍说，患儿入院后医院立即采取救治措施，给予清理呼吸道，气囊加压给氧，给予强心及兴奋呼吸的药物以纠正呼吸衰竭，保暖，维持静脉输液。经上述抢救 30 分钟后，病情无好转，自主呼吸未恢复，心跳消失，给予心外按压，继续上述方案抢救，至当日 19 时 30 分双侧瞳孔散大，对光反射消失，大动脉搏动消失，终因病情危重，抢救无效，于 19 时 30 分宣布临床死亡。

该院业务院长表示，医院儿科设施设备的配置是按照医疗机构设置标准配置的，抢救治疗设备齐全、完好，包括呼吸机。由于患儿气道分泌物较多，需要随时保持气道通畅，故该婴儿来院后采用手动呼吸器治疗，更有助于改善病情，且所有费用均由医院垫付。

据了解，北京海淀医院从 1999 年开始承担弃婴救治工作，目前有 6 名医生、20 名护士、2 名护理员。当天接诊的是儿科主任医师，住院医师是一位儿科专业毕业的研究生。

原音重现

记者：弃婴到了我们医院以后，通常要进行哪些方面的救治？

发言人：我刚才在最前面就说，今天咱们就是根据北京市卫生局的要求，仅就中关村弃婴送到我们医院救治的问题进行回答，其他有些问题，北京市卫生局还会组织相关部门进行答复。

记者：送弃婴来医院的是什么车？送来的医护人员是怎么交代孩子的病情的？是咱们医院派的救护车去接的？

发言人：不是我们医院派的救护车。我刚才讲了，市卫生局会组织有关部门回答在我们医院救治以外的情况。

记者：如果这个孩子能更早地送到咱们医院，会对救治有帮助吗？

发言人：你这个好像有点偏离了我们今天要通报的主题。

记者：死亡以后，婴儿还在医院吗？

发言人：这个也跟救治没关系。

记者：您也不知道（孩子）怎么来的，也不知道到哪儿去了？

发言人：现在已经被刑警带走了。

记者：通报时提到的"特3209患儿"中的"特3209"是床号吗？还是从1999年以来收治过这么多弃婴？

发言人：那不一定，只是编号。1999年以来收治的弃婴数字，让有关部门来说吧，有关的东西我们已经上报了。

记者：救治弃婴花了多少钱？

发言人：钱我还真没查，但我们都已经垫付了，具体多少钱，抱歉，这个我还真没看。

记者：一个早产儿如果低温冻伤，应在多久内接受救治？

发言人：你这个问题不适合在这儿回答，我不是儿科专家，即便是，咱这场说的是救治，你这个问题也不是救治。（在记者的继续追问下）早产儿正常心率在一分钟140次左右，这个孩子才40次。

发布现场

"这跟救治没什么关系。"

"今天，我们仅就中关村弃婴送到我们医院救治的问题进行回答"。这是昨天的新闻发布会的开场白。此后，就是这句话，屡屡成了回答记者提问的"挡箭牌"。

一场临时通知的新闻发布会，吸引了大约10家新闻媒体记者到场采访，但整个发布会仅仅进行了20多分钟就草草收场。回答记者的提问时，医院业务院长一直都很紧张，措辞谨慎，多次用"今天就说救治"来回答，还多次提到这些问题，今后"有关部门"会进行答复。很多现场记者听完回答后，都无奈地摇了摇头。(记者　侯莎莎北京日报)(有删节)

点评：

本场发布会记者关注点在于"也许能被救活"及对潜在承担责任者的追责。"仅就中关村弃婴送到我们医院救治的问题进行回答"容易给人一种拒人门外的感受，如果换成这样表达："我将代表医院尽我所能介绍救治情况，其他相关问题据了解上级部门将另行组织发布"，则姿态相对开放，也许带来的记者反应会不同。另外，如果能够站在人道主义的高度，不仅可从科学角度介绍救治，还可对于婴儿的不幸离世表达同情、对生命的尊重。

第二节　五种常见提问类型及应对

本节将介绍五类典型提问，如批评类提问、假设类提问、封闭类提问、原则类提问、个案类提问等的回应方法。

一、回应批评类提问

批评类提问可能带有愤怒情绪，常出现在突发事件信息发布中，尤其当事件中有人员伤亡发生时。记者可能听上去居高临下、口气生硬，所提问题有"审判"的意味。而另一方，发布者因面临压力而身体疲惫、情绪激烈，甚至因为被误解无处"申冤"而满腹委屈，如果控制不住情绪，与媒体发生冲撞，会处于非常不利的境地。

这种情况下要保持镇静，不与记者发生争辩。回答提问时，要放下提问中负面情绪的影响，对事件给予客观定性、明确表态，对事件的重要性、可能造成的影响给予实事求是的答复，并抓住机会介绍处置工作细节，加深记者对相关事件的了解。

批评的问题分几种情况：批评者不了解实际情况或不全面了解，所批评内容并非客观存在；所批评的事实系客观存在；因角度不同，导致对问题的判断不同。第一、第三种情况，需要全面提供具体情况，作出解释；第二种情况，需要虚心就批评中所提问题，提出整改方案并实施。无论哪种情况，对待批评的态度，都应是开放、包容、欢迎的。

美国纽约市风险沟通中心 Vincent T. Covello 博士建议，在回应高认知风险或者愤怒的问题或者关注时可采用信息三联法，包括：第一部分是建立信任的信息，比如，表达你在倾听、你对公众或当事人的关心，展示你的诚实、信息的透明度或者事件处置机构、人员能力的信息；第二部分，是将带给公众益处的信息，将事件好的一面或处置中给个人、组织或者社会带来益处的信息；第三部分，增强公众对事件控制感的信息，如从公众安全角度考虑给出的行动建议、提供可让公众随时了解事态的联络电话等。

信息三联法 = 建立信任的信息 + 将带给公众益处的信息 + 增强公众控制感的信息。

二、回应假设类提问

假设类问题，即记者提出的问题主体为"假设 / 假如出现 × × 情况"，并以此了解机构或发言人的意见或态度。由于记者设置了一个发言人无法确认的前提，要根据问题的不同情况作答。

回答方式一：对假设提问直接予以拒绝回答，并讲明原因。例如，"你说的是一种假设的情况，而这种假设是不存在的，因为……""我现在不想回答，因为我不想预期，向公众做这种预期是要严肃而负责任的……"等。

回答方式二：重新阐释提问，用自己的语言把提问引到"是什么"的问题，再简明陈述你知道什么或者你不知道什么，以及目前确实掌握的情况或正在进行的工作。例如：①你已经问了我一个"假设……将会怎么样"的问题，要回答这个问题，就必须了解……；②我相信回答你问题的最好方法是谈谈我现在所知道的；③我们现在知道的是……我们还有很多问题正在进一步了解中。

回答方式三：不就记者所提的"假设"作答，而是以我为主，解释不能回答问题的原因，或带动话题过渡到需要引起媒体或公众关注的重点问题上。例如，常用的语言有"我不想回答你的问题，因为……""在回答你的问题之前我想先阐释另外一个问题……"等。这种作答需要发言人与记者、公众之间存在较高信任度，否则容易被认为是顾左右而言他或推诿。

回答方式四：给回答一个时限，告知何时可以回答。例如："你的问题很重要，等我们实验数据出来，就可以有效回答你的问题了""我们正积极对事件进行调查，待事件调查有了初步进展，我很愿意回答你的问题""10天以后我们可以讨论这个问题"。

案例 5-2　央视《面对面》栏目提问非典感染预期人数等

中央电视台非典期间《面对面》节目主持人王志专访了时北京市代市长王岐山，播出的《军中无戏言》引起强烈反响。

王　志：（感染人数）预期是多少？（假设性提问）

王岐山：我现在不想说做这种赌博式的预期回答，不想回答。因为什么？确实我不想预期，现在起码向市民做这种预期，是要严肃而负责任的。我没有相当把握的时候，我不会讲这种话。（对假设提问拒绝回答，并讲明原因）

王　志：那我能不能这样预期10天之后一定降下去？（假设性提问）

王岐山：我相信10天之后，起码我们可以讨论这个问题。（给回答一个时限）

王　志：有人很形象地把北京今年的春天，比作一个戴口罩的春天，夏天也快要来了，这口罩还会延续吗？（假设性提问）

王岐山：我不是说咱们现在不做那种猜测吗？（拒答假设提问）

王　志：但是我们很想知道。（追问）

王岐山：那你就且听下回分解吧！（幽默拒绝）

王　志：谢谢。

三、回应封闭类提问

面对"是否……"或"是……还是……"类封闭性提问时，如果简单地回答"是"或"否"或作出简单选择，往往容易引起误解或曲解，不能实现有效沟通。封闭性提问可分情况作答：

1. 如果答案明确，可以在选择回答"是"或"否"或从备选项中选择一种意见的同时，进行解释，提供相关事实依据，提炼提问的关键要点，并据此给出对方所需要的信息。

2. 如果答案不明确，或不在发言人信息发布范围之内，发言人可以就自身熟悉的工作作出解释，避实就虚作答。有时"是……还是……"类提问设计了一个两难的境地，选哪一个都不符合实际情况，甚至可能使机构形象抹黑。可不就对方提问的内容作简单选择，而是抛开提问，根据问题的实质给出阐释、重新赋予意义或提供其他可能。

> **案例 5-3　北京市政府发布会王惠答奥运开幕式是否向汶川地震遇难人员默哀**

2008 年 5 月 13 日北京市政府举行新闻发布会（5 月 12 日汶川发生特大地震）。

某媒体记者提问："你们会在奥运会开幕式上向那些（地震）遇难的人默哀吗？"

北京市新闻发言人王惠回答："在奥运会的筹办过程中，我们得到了全国人民大力的支持，包括遇难的同胞，我们不会忘记他们，永远都不会，我们会用扎实的筹办工作和精彩的开幕式来悼念他们"。

5 月 14 日媒体刊出报道，标题为《王惠满含热泪表达了奥运人对地震遇难同胞的同情》。

点评：

该提问无法简单用"是"或"否"来回答，如果答"是"，发言人未经授权擅自决定，违背发布原则；如果说"否"，给人感觉发言人冷酷无情。发言人避实就虚，巧妙回答了看似无法回答的问题。

四、回应原则类提问

面对原则类的提问，可以用具体的事实、数据或故事来回答。有时候原则类提问是以对细节的提问出现的，需要判断记者提问背后的目的及隐含的观点。然后，直接就其提问的真实目的作出回应。

案例 5-4 北京大学第一医院院长两会答红包提问

2014 年两会期间，北京大学第一医院院长刘玉村应全国政协十二届二次会议新闻中心邀请出席记者会，就红包等热点问题回答记者提问。

红包在中国是一个好词。是过年的时候长辈给孩子的一点压岁钱。我们作为后生晚辈，我们尊敬老人，我回家给我母亲，我媳妇也拿着一个红包给我母亲，老人也很高兴啊。这个红包本身是一个好事儿。如果说，真的病人做完了手术，病人康复了，他为了表达感激之情，他要给医务人员一点馈赠的话，这种事儿，咱们按中华民族的传统来说，按礼节来说，你说你怎么来评价？……如果有人在手术前给钱买平安，我觉得那是对我人格的侮辱。比如我最近刚做完的一个邯郸来的病人的大手术，他的女儿就为了表达感激之情，非得给我一个大大的红包，里边装了很多钱，要表达感激之情。我说，"你这是对我人格的侮辱"。那她马上也严肃起来，她说："我们自家红薯做的粉条可不可以送您一点？"我说："那好吧，那我可以接受。"所以我觉得这代表了一种尊重，一种情分。

点评：

以具体事实、故事回应原则性提问，使敏感词脱敏。

五、回应个案类提问

"发言"人不是"回答"人，面对个案的提问，如果属于发言人所在机构职责范围内的问题且发言人了解情况，可重点回应具体事实。否则，可以从"原则"角度回应，阐释此类事件通常的处理原则、客观规律或背景，告知媒体与公众存在的信息盲区，增进理解。

案例 5-5　部委例行发布会发言人答专业人员治疗手足口病不利一事

美国彭博新闻社记者：今年在安徽省的一些医生或者专业人员因为在治疗手足口病患儿过程当中的一些不良操作，而受到了处罚。我想请您进一步解释，或者向我们证实一下。

发言人：我也看到了媒体对这方面的报道。为了及时有效地控制目前在阜阳的手足口病疫情，地方政府和有关部门要求所在地的医疗卫生机构和相关组织按照政府要求来从事活动。在这里我代表卫生部希望所有的医疗卫生机构和医务人员在当前防控手足口病疫情和医疗救治的过程中，严格遵守有关的规定，在预防、控制疾病的同时，应该加大向公众宣传健康知识的力度。相关组织和机构人员也应该关注传染病的控制，履行自己应尽的职责。

点评：
以原则作回应。

第三节　棘手提问类型与应对

一、回应多层次综合提问

在发布会上，记者往往抓住难得的提问机会，就某一事件的几个不同方面进行提问，或者几个问题错综在一起，这个时候对于发言人来讲是一个巨大的挑战。因此，在发布台上准备纸笔，简略记录要点，有助于抓住提问的关键点。在回答时，可以选择按要点逐条分层次回答，或者选答关键提问。

案例5-6　部委例行发布会答整形死亡事件及民营资本办医院

人民政协报：第一个是关于王某整形死亡的事件。在采访中，有专家质疑在整个事件的调查过程中为什么没有对媒体公布临床手术通知记录、参与抢救的记录。另外，按照我们国家2009年公布的医疗美容项目管理规定，王某所做的手术属于四级，手术风险最高。标准规定1、2、3级手术可以由美容医院来做，而4级只能由三甲医院的医疗美容医院或者是医院的整形科室来做。这个规定是只适用于公立医院，还是公立医院和民营医院全部适用，如果全部适用，那民营医院有没有相应的规定？第二个问题，关于公立医院改革的问题，前段时间出台文件允许民营资本参与公立医院改革，参与的标准是什么？是不是实行股份制？如果是股份制有没有一个补偿的分配比例？民营医院可以自主定价，这个如果放宽了，会不会对看病难、看病贵的问题有影响？（两层提问六个问题）

发言人：卫生部对王某接受整形手术后死亡一事高度重视，立即责成湖北省卫生厅调查核实有关的问题。

发言人：为了规范医疗美容服务，促进医疗美容事业的健康发展，维护就医者的合法权益，卫生部于2001年制定下发了《医疗美容服务管理办法》，并于2002年5月1日开始实施。卫生部计划近期在全国开展一次针对医疗美容服务的专项清理整顿活动，依法严厉打击医疗美容服务中的各种违法违规行为。（围绕问题核心介绍医疗美容监管所做的工作）

发言人：关于社会资本举办医疗卫生机构的问题。最近国务院办公厅转发了发展改革委、卫生部、财政部、商务部、人力资源社会保障部《关于进一步鼓励和引导社会资本举办医疗机构的意见》。国务院医改领导小组办公室负责人，以及财政部社会保障司的有关负责人，已经就这个文件进行了详细的解读，就相关问题回答了记者的提问。鼓励和引导社会资本发展医疗卫生事业，形成投资主体多元化，投资方式多样化的体制，是深化医疗卫生体制改革的基本原则和重要内容。各级卫生部门将认真贯彻文件精神，结合实际，进一步落实非公立医疗机构监管等各项措施，加强对非公立医疗的监管，引导非公立医疗机构的健康发展，满足人民群众多层次多元化的医疗服务需求。目前，湖北省卫生厅已经会同武汉市卫生局对事件进行了调查，并将根据调查的结果依法依规严肃处理有关责任单位和责任人。（讲明社会办医政策，提供行动信息）

发言人：随着人民生活水平的不断提高和广大人民群众对医疗保健需求的不断增加，医疗整形美容行业也得到了不断发展，据不完全统计，每年有几十万人接受各类医疗整形美容手术。当前，医疗整形美容工作也有服务资源分布不均、机构良莠不齐、存在不正当竞争、医疗事故频发等突出问题，卫生部门对医疗整形美容行业发展的支持力度不大，在个别地方监管工作薄弱。（坦率承认客观存在问题）

二、回应敏感提问

问题之所以敏感，是因为通常属于舆论热点，且舆论存在一边倒的现象。这时，如果舆论存在偏差，发言人就要承担舆论引导的责任，要合理引导舆论方向。"敏感"话题之所以敏感，是因为涉及政治或经济、关注度高、外界猜测传言纷杂，而此时是澄清、传递正确信息的最佳时机。因此回答"敏感"话题，一可以避实就虚，只讲知道的。如1995年8月22日，是邓小平91岁寿辰，适逢外交部例行的发布会。有记者问陈健：今天是邓小平91岁寿辰，关于他的健康状况的说法是不是还是那样没有变化？陈健答：变化当然是有的，他又长了1岁。

二是发言人不惧怕"敏感"话题，通过发言对"敏感"话题进行"脱敏"。如，2012年的全国政协新闻发布会上，中国香港无线电视台向时任政协会议新闻发言人赵启正提问："近期在西藏、四川的藏区、甘孜、阿坝以及青海玉树连续发生了僧侣自焚事件，中国政府认为这是境外的分裂势力策动所为，但是也有分析认为，地方维稳官员以及政府的宗教政策某些粗暴的做法或者高压的做法才是造成僧侣自焚的原因，您对此怎么评论？我们也观察到，达赖喇嘛去年11月在外国媒体曾经公开表示过，不鼓励自焚的举措"。面对这个火药味十足的问题，发言人从容回答："近来藏区连续发生僧侣自焚事件，其中多数僧侣都很年轻，最小的只有18岁。'老吾老以及人之老，幼吾幼以及人之幼'，对此我们深感痛心，但在此我想提醒各位记者注意，这些不幸的事件发生之前，有人预告时间、地点，有人准备好摄像机拍摄，有人阻碍别人去抢救自焚者。事情发生后，达赖说了什么，你的版本是他劝他们不要自焚。我知道的是，他公开赞扬自焚者有很大的勇气。如果你听到的和我听到的都存在的话，那么说明达赖是个两面派！"发言人心怀悲悯，情感上引发共鸣，反驳犀利，以事实自证真伪，对涉及国家统一、民族宗教、地方维稳等的敏感提问回应，得到了国内外媒体的高度评价。

案例5-7　部委例行发布会答中山三院发现齐二药假药事件

新华社记者：我想问两个问题。第一个问题是关于上海华联药厂生产的甲氨蝶呤不良反应事件，是否调查清楚？第二个问题是中山大学附属第三医院（以下简称中山三院）因为齐齐哈尔第二制药厂（以下简称齐二药）假药事件面临赔偿的问题，卫生部有何看法？

发言人：上个月的发布会上，向大家发布了卫生部和国家食品药品监督管理局发出的紧急通知，停用上海华联生产的几个批号的甲氨蝶呤药品，医疗机构发现这种药品使用后一些患者出现了严重的不良反应。截至目前，卫生部和国家食品药品监督管理局派出的联合调查组已经对因使用这种药品而产生不良反应的情况进行了系统的调查。他们已经有了初步结论，目前还正在对这个结论作进一步论证。卫生系统已经对使用这个药品的所有患者进行了个案管理。目前一些患者的症状已经减轻，已经出院了。还有一些患者病情没有得到缓解，医疗机构正在进一步治疗过程之中。一旦最后的专家论证的结果出来以后，我们将及时向媒体公布事件的情况。

发言人：关于中山三院因为齐二药的假药案受到患者要求经济赔偿的事件，我想多说两句。我们对于患者因为假药受到伤害表示同情，对于他们通过各种方式来维护自身的权益，表示理解，特别是对他们通过司法途径来维护自身的合法权益，表示敬意，我们赞同在医患之间发生纠纷的时候，应该通过合法的渠道来维护自己的合法权益。

发言人：具体到这个案件的结果，我们应该尊重法院的最终判决，这是一个原则。就这件事情，我们感觉到，中山三院作为最先发现这种假药并且及时采取措施，对一些患者进行紧急救治，并且及时报告，而使齐二药假药案的危害没有造成更大地扩散，作为这样一个负责任的医疗机构，如果要承担一个不负责任的医药企业生产假药所造成的损害后果的话，这不公正，我们要求报告不良反应，谁报告了不良反应，谁来承担这个药品不良反应造成的后果，将会对我们这项制度的执行带来很大的影响。齐二药的假药对于患者造成的伤害，作为使用这个药品的医疗机构到底应该承担什么样的责任？据我了解，中山三院已经承受了非常大的经济压力，患者后期的救治费用都是医院来垫付的，如果还要承担患者的赔偿责任，医院在这个事件中的合法权益如何保护，这是非常现实的问题。卫生部也向有关部门强烈要求，尽快完善国家的法律法规，对于药品生产企业生产假药或者由于药品的不良反应而造成的患者的伤害，以及带来的经济损失，如何进行补偿和赔偿，应该明确主体责任人，避免医疗机构承担不应该承担的责任，这是我们要强调的一点。我们希望中山三院能够积极配合，依照法律的程序，来把这个事件得到合理、合法的解决。

点评：

在舆论一边倒的情况下，发言人承担着引导舆论的重任。亮出观点，提出依据显得尤为重要。

三、回应复杂提问

复杂问题所以复杂，通常是因为涉及情理、道德、法律及技术等多个方面，且涉及多方面人群。回答时要条分缕析，关照到事件的不同层面，并顾及各个方面人群，可以使回答全面、客观。

案例5-8 2017年两会十九大代表王辰答医患关系

据中央电视台报道，2017年10月24日，在中国共产党第十九次全国代表大会"党代表通道"第三场采访活动上，时任中日友好医院院长王辰在回答医患关系的问题时，表示医患关系是人世间最温情、温暖、善良的关系，发展医疗卫生事业是改善医患关系治本之策，同时把医疗当作商业服务是社会的误区。以下为发言片断：

"'医患关系'应该是人世是最温情、最温暖、最善良的一种关系，如果出现紧张的话，其实是一个最不应该的事，而且这种情况必须给予改变。要从根本上解决这个问题，应当促进卫生事业的发展，医疗事业的发展。这个需要社会各方的共同努力，应当说这是改善医患关系的治本之策。

"另外一个方面，从医生护士医务人员的角度，要对患者给予充分的关爱，因为对他们进行关爱，不仅仅是要用医疗技术，同时要加强人文上的关怀，这一点至关重要。坦率地说，由于工作太忙，医务界在这一点上做得还是不够的。再一点，患者方面应该尊重医生，理解医生。现在医务界特别是医生护士实在是太辛苦了，工作负荷实在是太重了。因此，一方面发展卫生事业，同时要强化和壮大我们的卫生队伍，也需要患者给予他们充分的理解与尊重。

"大家必须充分注意一点，我们现在感觉到社会上存在误区，认为医疗行为好像是一种服务，甚至有点像商业服务，这根本上是不对的。医疗的本质是照护，英文叫care，不是service，不是服务，这个照护和服务在本质和内涵上是完全不同的，需要大家对医患关系的本质、医疗的本质给予充分的认识"。

案例5-9 中国网访谈答杭州市西湖区卫生局长怒斥"民工医院"

绑架真理（网民）：请问嘉宾，您如何评价杭州市西湖区卫生局长怒斥赵华琼的"民工医院"严重违规这件事？

（背景：2004年，杭州58岁的退休女医生赵华琼，倾其所有开办全国第一家

178

民工医院的事迹。但其经营的诊所先后被卫生局查处过4次，西湖区卫生局局长接受采访时，斥责其还有比跨科给儿童看病性质更严重的违规行为。赵华琼说，如果国家能对相应的规定进行修改和完善，可以自力更生地克服困难，而不必像现在这样被动。新华网焦点网谈2005年10月28日播发《孤胆女医力战医疗暴利自创民工医院濒临倒闭》一文，在网民和社会公众中激起强烈反响。)

发言人：关于"民工医院"问题，我通过媒体了解到这个事情的基本情况。对赵华琼医生克服困难、创办民工医院的勇气表示钦佩，作为医务人员她对农民工这个特殊群体的关爱之心值得提倡。农民工的医疗问题是目前各地面临的一个突出的卫生问题和社会问题，需要社会各方面关心和支持，需要政府有关部门认真研究解决。卫生部正在会同有关部门研究解决农民工的疾病预防和基本医疗服务问题，推广一些地方建立惠民医院、济困医院和扶贫病房的做法。

我想说明一点的是，前不久我刚刚到过杭州，包括杭州市在内浙江全省对于解决包括农民工在内的低收入人群的医疗问题，政府采取了多种措施。①举办惠民医院，政府增加专项投入、补贴为低收入人群提供医疗服务的机构。②杭州市大力发展社区卫生服务，以比较低的价格为群众提供服务。我当时在社区卫生服务中心就看到了一些正在接受服务的农民工和低收入人群对社区卫生服务非常满意。③浙江一些地方对于包括农民工在内的城镇人群，采取建立医疗保险制度的办法，来解决医疗费用风险问题。

作为卫生行政部门工作人员，我对当地卫生行政部门的做法表示充分理解。因为按照卫生部的要求，为了保障群众的医疗安全，各地卫生行政部门必须加强对医疗服务的全行业监管，凡是从事医疗卫生服务的，必须按照国家有关规定来执行。

点评：

对一个合情理不合法规的事件作评价。发言人回答分三个方面：表达对民工医院创办者的钦佩；介绍机构关心农民工医疗的行动，介绍当地卫生工作；表达对卫生行政部门工作的理解及肯定，从道德、情感、法律等角度全方位回应。

四、面对不同观点

新闻发布及接受媒体采访就是借机会向公众表达观点，作出说明。面对不同观点时，还要注意以下几点：①倾听不同意的观点时要保持镇静，但不宜点头微笑。②可以表达理解对方的心情。③可以表达在哪一点上不同意（比如"我不同意把复杂问题简单化"）。④引领谈话向有利于自己的方面（比如"不透明不是盗窃"）。⑤不要认为不可以表达观点，接受采访就是要表达观点。

有时发言人会担心激怒记者。这种担心是不必要的，记者采访的目的不是为进行辩论，而是代表公众获得事实真相，因此越接近事实的内容越是记者需要的。接受采访就是要澄清对于记者提问中的不同观点，如果因为担心激惹媒体而隐藏意见，会失去接受采访的意义。

成功反驳的前提是发言人要具备控场能力。发言人要明确指出提问中的弱点或问题，就可以在话语权上占据主动。如2009年全国人大二次新闻发布会上，凤凰卫视一位女记者站起身来，提出了节约办会、会期缩短原因和地方为两会代表发放补贴等一连串问题。发言人李肇星与主持人交流后，随即正色道："人大工作的特点是严格按照法律和法律程序办事，刚才主持人已经宣布，每位记者只提一个问题，可是您一共提了三个。"他又说，"在下不为例的前提下，我愿意回答你所有的问题"。回答节约办两会的问题时，他举起了一个红色的小本本告诉记者，《中华人民共和国宪法》中有"反对浪费"的规定，国宴都改革为三菜一汤，不上白酒了。

常用反驳方法如下：

（一）直接否认

对于简单问题有不同意见，可以直接否认。例如，对于莫言获诺贝尔文学奖后传说中的年收入2150万元，莫言幽默回应道："我后来到银行去查了一下，哪有那么多？我不知道钱都汇到哪里去了。"

北京奥运前夕，关于手足口病面向国内外媒体的发布会上，德国电视台问发言人："是不是在安徽的有些医疗工作者已经被逮捕了？如果是的话，具体是为什么？"发言人答："据我了解，由于一些医务人员没有按照当地的要求，及时地把一些病情比较重的病人转移到上级的医疗机构，还有的人是因为他没有完全履行自己在防病工作中的职责，应该说他受到了批评，没有你讲的那种情况发生。"

需要注意的是，在否认负面不实信息时，用"没有你说的那种情况"代替不实信息，以避免或减少在传播过程中对信息的误读。

（二）对比法

数据或事实对比是说服利器。新闻发布会中，常可以采用这种方式来说服对方。

例如，中国驻联合国日内瓦大使沙祖康2006年8月17日接受记者采访时说："美国的军费占全世界军费总额的一半，中国的人口是美国的6～8倍，为什么要指责中国？美国最好闭嘴并保持安静！"

在我国外交史上，中外对比的例子不少。比如，外交部记者招待会吴建民回答对西藏和平解放庆祝活动的质疑。1991年3月21日星期四下午，外交部在北京建国门外国际俱乐部召开记者招待会。这是外交部发言人吴建民的首次亮相。一位记者提问：听说中国政府为搞西藏和平解放的庆祝活动花了多少多少万元，西藏目前还是相当贫困的地区，把这些钱用来帮助西藏治理贫困不是更好吗？何必搞这种华而不实的形式呢？吴建民从容不迫："一个国家对自己历史上的重要节日隆重庆祝，不是中国人发明的。1976年的时候，我在美国，目睹了美国独立200周年的庆典。两年前是法国1789年大革命200周年，全世界多少人通过电视转播也都看到那次大规模庆典盛况。美国也有无家可归的人，欧洲也有穷人，那些搞庆典的花费，是不是也应该用去帮助无家可归的和贫困的人们呢？西藏和平解放，继而废除了农奴制度，由奴隶社会进入到社会主义社会，这是一个巨大的进步，这难道不值得很好地庆祝吗？"

（三）归谬法

归谬法是一种常用的论辩武器，即按照对方的逻辑和思路推导出一个明显荒谬的结论，使其论点不攻自破。

2007年3月19日，某媒体杭州记者发假扮病患者用茶水冒充尿液送去医院检验。在10家医院中，2家民营医院和2家省级医院没有检出白细胞，另外6家医院不同程度地检测出白细胞和红细胞，其中5家医院给记者配了消炎药，总计药费13万元左右。事后记者发表文章《记者用茶水冒充尿液送检医院化验结论称发炎》。"茶水发炎"新闻一经发表，引起了广泛的社会反响，不少媒体的报道和网友的评论都将矛头直指医院，发出是"茶水发炎"还是"医院发炎"的质问。

在卫生部发布会上，发言人回应记者以茶水当作尿送检为不科学舆论监督报道方式。发言人说"如果我们媒体都策划这样的新闻，明天可能（送去检验的）是啤酒，后天是酱油，如果医院要应对这种情况，那么我们必须在检验前加一个程序，先鉴定这是不是尿液。那就复杂了，把各种可能的样品都要进行检验，最后说认定这个是尿液，然后我们再进行尿液的检查和化验。这样行吗？"这个回答用到了归谬法。

（四）巧用比喻

比喻可以使复杂问题更易于理解，获得出其不意的效果。

例如，十二届全国人大五次会议新闻中心举行记者会上，记者提问"怎么去实现破除以药补医机制"？国家卫生计生委副主任、国务院医改办主任王贺胜回答："我想，重点是要按照'腾笼换鸟'的思路，按照腾空间、调结构、保衔接的路径破除旧机制、建立新机制。"用'腾笼换鸟'将抽象的医改政策具象化，生动形象。

（五）善用幽默

在主动的新闻发布中，新闻发言人使用幽默可以拉近与记者的关系。有的时候，甚至可以通过幽默来化解尴尬。

例如，一位发达国家外交官问一位非洲国家大使：贵国的死亡率想必不低吧？大使答："同你们国家一样，每人死一次。"

　　而被人当众刁难、下不来台的情况，很多发言人都曾遇到过。这时，无论是据理力争，还是好言好语，亦或是保持沉默，都远没有一个幽默来得有效。

　　曾四次当选英国首相的詹姆士·哈罗德·威尔逊，一次演讲中讲到某个政策和观点时，台下突然有个反对分子愤怒地打断说："狗屎！垃圾！"场面顿时尴尬。工作人员不知所措，也有人等着看笑话。没想到，威尔逊风趣地回应道："这位先生，请稍安勿躁，我马上就会讲到你提出的关于环保的问题。"此言一出，在场听众不禁鼓掌。

　　特别需要注意的是有时要慎用幽默。在危机情境下，尤其当公众的生命安全受到威胁特别当受众带有对立情绪时，幽默的言语容易被误解为对生命不尊重或者对危机不够重视。

案例 5-10　部委例行发布会驳"茶水发炎"

　　北京青年报记者：前一阵关于"茶水发炎"的报告，各方有不同的意见，卫生部对此有什么看法？

　　发言人：这个事件引起了媒体的广泛关注，我们也查询了报道量，确实不少。就这件事情，可能有些媒体的朋友认为这是一次比较成功的新闻策划。作为卫生行政部门来说，我们对这个事件也给予了足够的重视，除了当地的卫生行政部门组织有关的医疗机构和专家对这个问题进行了讨论研究以外，卫生部也组织了北京的各大医院和卫生部的临床检验中心就这个事件进行了专题研究。北京的医疗机构也用茶水作为检验样本让各大医院进行了化验，化验的结果，许多医院报告也出现了假阳性。这个事件应该怎么来看？根据专家的建议，认为这种做法首先有悖于媒体记者职业道德的规范要求，另外也不利于维持正常的医疗秩序和构建和谐的医患关系。

　　发言人：我们现在医疗机构的检验，是针对有特别指向的检验品检测。如果它是设计为对尿液进行检验的仪器，放进去茶水，这个仪器没有首先鉴定这个是不是尿液的程序，它直接就把样本作为尿液来化验，你提供的样品里面只要有一些物质和尿液中可能检出的物质有相似情况，仪器就会诊断出来，比如说白细胞、红细胞、胆红素，这些东西是机器自动识别。推而广之，如果我们媒体都策划这样的新闻，明天可能是啤酒，后天是酱油，如果医院要应对这种情况，那么我们必须在检验前加一个程序，先鉴定这是不是尿液。那就复杂了，把各种可能的样品都要进行检验，最后说认定这个是尿液，然后我们再进行尿液的检查和化验。这样行吗？

发言人：我们特别怕的是什么呢？如果媒体都热衷于策划这样的新闻事件，就会影响正常的医疗工作。因为医疗活动是一个非常复杂的技术服务。我对媒体做这样的事情提出批评，并不意味着卫生行政部门不接受舆论监督，我要特别强调，作为卫生行政部门，我们要求各级卫生行政部门和医疗卫生机构要正确对待舆论监督。应该说在当前的情况下，舆论监督对于我们发现一些问题，特别是发现一些带有倾向性的问题，提供了非常重要的帮助和参考。我们希望媒体记者在发现医疗服务过程中存在问题，前提应该是尊重科学，应该首先了解这项服务，而不是像这样别出心裁。尽管现在经过多家医院化验结果证实了，但是我们有什么办法能挽回这个媒体事件给公众所造成的对医疗机构检验水平的误导呢？我想媒体记者也是本着提高服务质量、改善服务质量、构建和谐医患关系的出发点，但我希望这种事与愿违的事件以后少一点。

点评：

此发言使用了归谬法。

案例 5-11　北京市政府发布会王惠驳中国食品 95% 不安全

一次发布会上某国外媒体记者向北京市政府新闻办发言人王惠提问：王女士，你们中国的记者说你们中国的食品有 95% 是不安全的，请你给予证实有多少不安全？（无确切消息来源的提问）

发言人：记者先生你在中国生活了多少年了，你有家人在这里吗？（以我为主，提问记者）

记者：四年了，有。

发言人继续问：那我想知道你和你的家人在这四年中有过因为食品的问题去看过医生吗？（继续提问，收集证据）

记者：没有。

发言人：你听说你的朋友同事有吗？（继续提问，收集证据）

记者：没有。

发言人：我跟你一样，朋友没有因为食品的问题去看医生的，家人没有，我也没有听说过你说的中国的食品有95%是不安全的，这个数字可信吗？（水到渠成得出结论）

记者耸耸肩，发布会现场哄堂大笑。

第四节　特殊提问类型与应对

一、回应超越机构职责的提问

记者有时会提出非发言人所在机构职责的提问，可能是由于不清楚机构间职责分工或者认为此事应由发言人所在机构负责。

一旦面对其他机构职责的提问，对涉及其他部门提问慎作评价，切记不要在信息掌握不全面的情况下盲目批评或评价其他机构或个人。可搭桥过渡到发言要点上来，或聚焦于自身所代表机构的作为上。

如果一定要评价相关机构，请从积极的角度作评价。

在发言中谈及其他机构时，尽量以"有关部门"替代而不直呼其机构名称，以免引起误读。

如2013年3月5日上午，十二届全国人大一次会议开幕式结束。已经卸任的十一届全国人大二次至五次会议新闻发言人李肇星，在楼梯口被记者提问道："您如何评价接班人傅莹的表现？"李肇星用胶东口音普通话说："我们共事多年了，她是蒙古族，很好的。我不能评价啊，她的表现好不好，要让群众来评价。"又有记者问道："女发言人和男发言人有什么不同？""没什么不同，我们都是发言人，都是代表人民来发言。"

2003年非典期间，有一位媒体记者拨通卫生部电话，了解因农户宰杀果子狸而应获得赔偿问题的解决。接电话的有关工作人员介绍说，卫生部负责"人"的相关疾病，"果子狸"相关问题请其向有关部门了解。第二天，媒体报道标题为"卫生部：果子狸赔偿请了解农业部"。见此报道，读者可能误以为两家行政机构在推诿责任，实则受机构分工所限。可见在发言或接受采访时不直称有关机构名称的重要性。

案例5-12 外交部发布会答中日友好医院简称去掉"友好"二字

2015年2月，外交部举行的例行新闻发布会上，有记者问：近期中日友好医院简称去掉了"友好"二字，这个改变是否反映了中国政府对日态度？背后是否有外交上的考虑？

答：关于中日友好医院规范简称一事，请你问卫生主管部门。中国政府在发展对日关系方面的立场和政策是一贯的。我们主张在中日四个政治文件基础上，本着"以史为鉴、面向未来"的精神，与日本发展长期健康稳定的关系。这符合两国人民的根本利益，也有利于地区的和平稳定。希望日方与中方共同努力，朝着这个目标迈进。

案例5-13 人民网在线访谈发言人答药价的确定与监管

白云黑土（网民）：一段时期以来，许多药品都进行了降价，但人们还是感觉药价过高，药价是如何确定的？对于药价，卫生部门都做到了绝对监管吗？

发言人：关于药品价格问题，也是大家比较关注的问题。（抓住提问的核心，中性表述）

国家物价管理主管部门对于降低药价采取了很多办法，卫生部门积极配合，希望通过药品集中招标采购等办法，降低药价，减轻群众的医疗费用负担。卫生部门一个重要责任是要监督医疗机构执行国家规定的药品价格。药品价格监管还涉及药品生产流通领域的管理问题。卫生部门将积极配合有关部门做好这项工作。（用"物价管理主管部门"代替"物价局"等机构并解释本部门在相关问题上的职责。）

二、回应对机构弱点的提问

面对直指机构弱点的提问，部分发言人常担心公众会觉得机构形象不够完美，而不愿意直面问题。实事求是地面对机构弱点，有助于赢得记者的信任、获得公众的理解。而如果回避现状，无视存在的问题及困难，则是客观上提升了公众的期望值，在后续沟通中，一旦出现达不到公众期望的情况，发言人将因难以解释而失去信任。坦诚面对机构弱点，主动讲出自身不足，其传递的力量是积极正向的。

根据新华社报道，2014 年 11 月 10 日晚以习近平总书记在奥运会场馆水立方举行的 APEC 与会领导人欢迎晚宴上的致辞，其中，一段有关"APEC 蓝"的讲话被新加坡联合早报评为"最高领导人能够在国际场合为北京的蓝天自嘲一番，倒是令人耳目一新""让外界看到中国新一届政府尝试贴近基层生活的亲民姿态"。

讲话的背景是在 APEC 会议前夕，为配合会议举办，中国政府实施了车辆单双号限行等严格的空气污染控制措施，得以实现在会议期间空气质量较好。网民将此调侃为"APEC 蓝"。讲话内容如下：

"这几天，我每天早晨起来第一件事就是看看北京的空气质量如何，希望雾霾小一些，以便让各位远方的客人到北京时感到舒适一点。好在人努力，天帮忙，这些天北京空气质量总体好多了。不过，我也担心这话可能说早了，但愿明天天气仍然好！这几天北京空气质量好，是我们有关地方和部门共同努力的结果，来之不易。我要感谢各位，也感谢这次会议，让我们下了更大决心来保护生态环境，这有利于我们今后把生态环境保护工作做得更好。有人说，现在北京的蓝天是'APEC蓝'，美好而短暂，过了这一阵儿就没了。我希望并相信，经过不懈努力，'APEC蓝'能保持下去……我们正在全力进行污染治理，力度之大，前所未有，我希望北京乃至全中国都能够蓝天常在，青山常在，绿水常在，让孩子们都生活在良好的生态环境之中，这也是中国梦中很重要的内容……"

在2014年APEC欢迎晚宴上习近平总书记向出席晚宴的多国领导人致辞，坦率谈论"APEC蓝"现象，表现出了面对机构问题或弱点积极回应的坦诚态度与高超的讲话技巧，展示了大国领导人的风范与气度。

案例5-14　在央视节目中答非典防控困难

中央电视台新闻《面对面》第十五期:《王岐山·军中无戏言》

王志:（非典防控）困难在哪儿?

王岐山:困难，说句实话，首先是队伍状况，比如医护人员相当疲劳、专业化程度并不是很高。刚才我在答记者问时特别讲了，对待这样一个急性呼吸系统传染性疾病，我们原来专业方面的人员，包括专业的医护人员、专家都不是很多;再一个就是我们整个日常的医院的管理水平，在这个时候，院长有没有一种力量把这些医护人员，特别是那些不是搞传染病的，也要求按传染病来操作，甚至是对每一个患者的来龙去脉要掌握清楚，要把这些信息每时每刻地传送出来，然后使得我们的专家能够集中地通过这一点一滴信息的积累，进行综合分析。

点评:

不为让公众放心而一味掩盖困难，因信息透明获得信任和支持。

三、回应未经授权的提问

对于有些记者提问，发言人未经授权发布有关信息，即可以明确告知记者。如有需要，根据对舆情的了解作补充澄清。

案例 5-15 卫生部例行发布会发言人答韩国驻中国大使去世原因

日本共同社记者：韩国驻中国大使黄正一上个月在医院去世了，我了解他到医院打点滴，不到半小时就死了，他去世的主要原因是什么？请介绍目前卫生部掌握的具体情况。谢谢！

发言人：对于韩国驻华大使黄正一先生在北京去世我们表示沉痛地哀悼，也很遗憾。目前有关部门正在就这个事件的原因进行调查，我没有得到授权，我不能发布这个事件调查的结论。我需要提醒的一点是，我们注意到，有一些境外媒体在这个事件的结果还没有公布之前，借题发挥，攻击中国的食品和药品管理，我们认为这是一种不负责任的做法。

点评：

从情感角度表态，明确告知未经授权发布相关信息并补充澄清。

四、回应不宜公开的提问

面对不宜明确作答的提问，通常属于保密或不宜公开的内容，可以直接拒绝，当然也可以以幽默的方式模糊回答。看似回答实际是巧妙拒绝，记者会心领神会。这种方法应在"公开是常态、不公开是例外"的大原则下应用。

（一）直接拒绝

以全国政协发布会发言人答对"两会"安保工作的质疑为例。

2003 年全国政协新闻发言人在发布会召开之前，清华大学和北京大学发生了爆炸案。一位来自丹麦的记者在全国政协新闻发布会上对"两会"的安保工作提出了质疑。

全国政协发言人张国祥表示正因为今年发生了爆炸案，我们在安保措施上做了更多的防范工作。

该记者再次提问，让发言人具体叙述都有哪些措施。

张国祥回答："在我们国家，这样的安保措施是保密的，如果不保密就不能叫作安全措施了"。

记者哑口无言。

（二）幽默婉拒

以陈毅答外国记者打下 U-2 飞机的武器的提问为例。

中央电视台《没有盲区的天空》介绍了上世纪六十年代，一架 U2 高空侦查机 U-2 进入我领空，企图进行非法侦察。敌机进入了我军火力范围后，火控雷达迅速跟踪，三发导弹腾空而起，将其击落。

事件发生不久，身为外交部部长的陈毅召开记者招待会。会议的主题本来和空军无关。可是，有一个外国记者忽然提问说，不知道中方是以什么方式击落美制台湾空军 U-2 型战斗机的。记者询问："具体是用什么武器击落的，是用导弹吗？"

在一次记者招待会上，外国记者追问陈毅老总：中国究竟是用什么神秘武器打下的 U-2 飞机？

陈老总一本正经地用四川话告诉他们：我们啥子也没的用，硬是用竹竿竿把它给捅下来的。

记者们哄堂大笑。

当天晚上，新华社播发了击落 U-2 间谍飞机的重要消息："美制蒋匪帮 U-2 型高空侦察机一架，于 9 日上午窜扰至华东地区上空，被中国人民解放军空军部队击落"。

五、回应未作准备的提问

发布会前，往往提前根据舆情，预判可能的提问并制订答问口径、通过内部审核，这是发言人发布的重要依据。但即使做好充分准备，记者也可能临场提出口径单里没有的问题。这个时候该怎么办？

　　首先要保持镇定。发言人并非对所有提问都要作答，判断如果提问不属于机构职责范围或者与本次发布会无关，可以婉拒并讲明原因。如果此问题需要作答，虽然没有口径但较有把握作答，发言人就要勇担职责，根据日常积累，结合舆论背景、政策精神综合作答。当然，如果发言人判断该问题有相关答案，但资料没在手边或需要进一步了解的话，可以承诺会后向记者提供。如果对记者所提问题没有口径而发言人也没有把握答好，可以承诺会后向记者提供。

　　另外，如果对于未经证实的消息可以"目前尚不能确认"等回答。例如，某医院分院发生火灾，当地电视台的记者打电话采访发言人，提问到底是人为因素还是线路老化造成的。由于这个信息是不在火灾现场的医院发言人不掌握的，所以，这个时候他使用的是"我们目前还不知道，我不能这么说，我还不能跟你这样证实"等。

　　新闻发言人尽量不说"无可奉告"，但要以信息的准确性为第一要务，对于无法确认的信息，除了积极确认之外，要妥善扭转媒体的错误理解。

　　总之，面对资料不全或未作准备的问题时，讲你知道什么，告知你不知道什么并讲明不知道的原因，告知对方正积极寻找答案。一般来说，公众不会因为你暂时不知道而烦恼，却会因为你不透明、不努力、不近人情而愤怒。

经验台 5-1　模拟采访提问练习题

　　请对下列模拟采访提问进行分类并用本书第六、第七章介绍的原则进行一对一模拟采访练习。

　　（一）某省立医院发言人接受采访

　　某都市晚报记者：有一段时间媒体曾经大量报道医生薪金过高的问题，而另一方面，很多医疗工作者又经常向社会抱怨说工资相对很低，您怎么看待这个争议，您觉得在我国医生工资的设定到底是否合理？

　　某外媒记者：我们在采访前听说您的医院经营很成功，我想知道他们说的这个经营成功到底是什么意思？

某周刊记者：当年安徽泗县发生违规集体接种甲肝疫苗事件，事件负责人受到了严厉处分甚至是刑事惩处，您怎么看待这个事件？事件最后证明疫苗本身没问题，是媒体将事态扩大了。您怎么评价？

日本某通讯社记者：我们非常关注中国医疗改革的问题，中国媒体曾曝出某省镇中心医院在医疗改革中采取分包诊所的办法，分包民营私人诊所20多个，结果导致多起医疗纠纷，也有不少群众质疑卫生部门的监管能力，您怎么看待在社区医疗改革中出现的这种问题，您觉得这是不是改革过程中所必然经历的阶段呢？在您的地方发生过这样的事吗，您是怎么处理类似事件的？

某财经类杂志记者：我市是中国民营经济最发达的城市之一。早在几年前就有了几家兴建的民营医院，引进了最好的医疗仪器，高薪聘请了国内外专家，而且一位民营医院的投资者说民营医院将坚持走"优质、平价"的道路，坚决杜绝医药回扣。请问几年过去了，现在几家民营医院经营状况如何，是不是真的像他们承诺的那样呢？

中国香港某早报记者：我们很关注内地医患纠纷的问题，目前内地"暴力索赔"花样不断翻新，表现为纠集众人围堵医院、砸烂医疗设施、强占病房和办公场所、拒绝将尸体移走，甚至攻击、殴打工作人员。您的地区这样的问题严重吗，怎样处理和应对这些意在索赔的暴力闹事事件？这样的事情难道就不能避免吗？

（二）某市中医院发言人接受采访

某都市报记者：我们的热线电话接到了相关的举报，请问您所在的中医院有没有回扣、红包方面的现象？如果有的话，医院采取了哪些措施？

某晚报记者：一直有争议说，中医理论是已过时的不科学的理论，应该摒弃。您怎么看待这种观点？您觉得媒体大肆渲染这种观点，是不是很不负责任？

奥地利某外媒记者：如何看待中医药标准化不够导致进军国际市场不力的现象？

上海某报记者：有记者用茶水去医院化验，结果查出了阳性反应，媒体普遍认为医院怎么可以出现这么离谱的事情，我们觉得今天的医院怎么会有这么多的问题，您不觉得医院出现这样的怪事是一个问题吗？

英国某通讯社记者：医患纠纷和医患矛盾是当今中国媒体报道中常见的热点问题，有些医院甚至发生了为了防范前来闹事的患者家属，而让所有医护人员都带着钢盔上班，您觉得这样的情况到底孰是孰非？医患纠纷和医疗事故索赔根源到底何在，又该如何处理？

第六章
建立医院发言人制度

安不忘危，盛必虑衰。

——《汉书》

易穷则变，变则通，通则久。

——《易经》

加强与完善卫生新闻宣传工作，制度建设是基础和保证。

国家卫生健康委宣传司的前身卫生部新闻办公室始建于 2000 年，成立后建立了系列新闻宣传工作制度，如发布《关于全面加强和改进卫生新闻宣传工作的意见》《法定传染病疫情和突发公共卫生事件信息发布方案》《卫生部机关新闻宣传工作制度》《关于进一步规范信息发布和接受媒体采访工作的通知》等。其中，2011 年出台的《关于全面加强和改进卫生新闻宣传工作的意见》，明确提出加强卫生新闻宣传工作机构建设的要求，要求完善省级卫生行政部门和同级较大医疗卫生机构等的新闻发布工作，积极探索县级卫生行政部门和医疗卫生机构建立新闻发布制度。建立专门归口管理卫生新闻宣传的工作机构，而且要建立健全卫生新闻宣传工作制度，进一步建立健全新闻发布制度，对新闻发言人、发布机构、发布内容、发布方式、发布程序、发布权限等进行明确规定，实现新闻发布工作经常化、规范化、制度化。建立健全重大主题宣传、重点活动报道、突发事件发布、重点口径制作、媒体集中采访、舆情收集反馈、失实信息澄清、典型宣传、风险沟通等工作制度和规范，确保新闻宣传工作有章可循。

2014 年，两委合并后国家卫生计生委成立宣传司，对新闻宣传工作的制度建设进一步完善。

2016 年，国家卫生计生委发布《关于加强新形势下计划生育宣传工作的意见》，提出坚持正面宣传、服务基层、融合资源、创新发展四项宣传工作基本原则，要求做好舆论引导，深化理论研究，并要求省、地市、县级卫生计生部门要合理设置相关机构，充实宣传工作力量，建设一支专兼结合、多方参与、充满活力的宣传队伍。

2020 年 1 月，国家卫生健康委办公厅发布《关于进一步加强全力防控新型冠状病毒感染的肺炎疫情中医务工作者感人事迹宣传的通知》，要求各地深入挖掘感人事迹，充分展示"有德、有术、有情、有义"的医务工作者形象，注重改进和创新宣传形式，注重媒体融合，系统有序推出典型故事。另外，国家对于事业单位政务公开的要求越来越高、越来越具体。

2008 年 5 月 1 日生效的我国历史上第一部有关政府信息公开的条例《政府信

息公开条例》，第三十七条明确要求"教育、医疗卫生、计划生育、供水、供电、供气、供热、环保、公共交通等与人民群众利益密切相关的公共企事业单位在提供社会公共服务过程中制作、获取的信息的公开，参照本条例执行，具体办法由国务院有关主管部门或者机构制定"。

2016 年 11 月，国务院印发《〈关于全面推进政务公开工作的意见〉实施细则》，首次明确要求对涉及特别重大、重大突发事件的政务舆情，最迟要在 5 小时内发布权威信息，并在 24 小时内举行新闻发布会，有关地方和部门主要负责人要带头主动发声。

2017 年 3 月 23 日，国务院办公厅发布《2017 年政务公开工作要点》，首次提出要"切实解决更新慢、'雷人雷语'、无序发声、敷衍了事等问题"。

对于医院来说，在面对来自传统媒体的压力以外，自媒体平台已经成为汇聚交流各种信息的大众媒体强大舆论场，微博、微信随时可能成为一颗"舆论原子弹"的生产车间。医院作为特殊的公共服务机构，每天为成千上万的患者提供服务，要在医患关系压力困境下主动争取社会理解与支持，遇突发事件快速、有效应对，没有一套成熟的发言人制度无异于盲人骑瞎马、夜半临深池。万事难在建章立制，那么如何建立发言人制度？本章将给出建议。

第一节 为什么要建立发言人制度

你所在医院有发言人制度吗？你是你所在医院的发言人吗？发言人是否定期发布信息？

首先，政府部门及医疗机构设立发言人是学习借鉴国际信息公开的有益做法。2017 年 12 月 19 日，国务院新闻办公室举行 2018 年新年招待会，公布了 2018 年中央国家机关和地方新闻发言人名录，包括各部委发言人及新闻工作负责人等 244 人姓名、电话，其中有的部门出现了部级发言人。从 2004 年开始，国新办已经连续 14 年公布新闻发言人名录，首次公布只有 75 位发言人，可以看出政府信息公开与新闻发布工作的巨大历史进步。时任卫生部新闻发言人毛群安为国务院新闻办公布的第一批新闻发言人，其从"非典"期间至 2017 年调任新岗位之前，累计共担任了 14 年新闻发言人。近年来发言人在联系媒体并与公众沟通交流方面发挥了重要作用，也越来越得到各方肯定。

其次，新闻发言人制度（又称新闻发布制度）是现代公共关系理论运用于公权机关和社会组织的结果，是公权机关和社会组织的公关框架的有机组成部分。它承担着向媒体和公众提供信息，与媒体和公众实现沟通，用政策议程引导传媒议程和公众议程的职能。目前，中央和地方党政机关普遍建立了新闻发言人制度，相较于公权机关，作为社会组织的医院新闻发言人制度有的已经相对完善，有的只是刚刚起步，有的尚属空白。

据资料显示，我国第一个医院新闻发言人为南京医科大学友谊医院的戴尚，2006 年 6 月上任。其后，2007～2008 年、2012～2013 年卫生部分别进行了两轮全国新闻发言人巡回培训，培养了一批卫生系统的新闻发言人。总体来说，行政级别高的机构发言人制度建设与运行水平相对较高，基层发言人制度逐步建立完善，部分机构有提升空间。一些机构仍然在新闻发布时出现不该出现的错误或出现负面舆论事件，多因发言人制度缺失或不健全。发言人制度建设是新闻宣传工作的重要保障、组成部分与工作内容，只有建立了系统的新闻发布制度，才能保障新闻宣传工作的有效开展。一些机构只是象征性任命某科主任或副院长为发言人，但一般不对外发布信息，只有出了事时才用到发言人。而这时，常由于信息不通畅，发言人常"无可奉告"。这样的发言人则无法有效承担机构所赋予的职责。

医院新闻宣传是一项系统工程，制度是新闻宣传取得实效的保证。建立发言人制度可有力避免新闻发言人突发事件中不接触核心信息、没有支持团队、缺乏广泛的信息来源、无工作平台与机制等职业尴尬。制度可以把依靠自觉的个人行为制度化，通过制度明确职责，通过制度进行考核，通过制度实行纠偏纠错。

一、谁是发言人

谁是发言人，发言人是消防员还是化妆师？是通讯员还是播音员？是作战员还是指挥家？国务院新闻办公室原主任、政协十一届二次会议新闻发言人赵启正指出，新闻发言人是职务人。这里有一个非常重要的问题，即发言人在信息发布过程中的角色和地位。有种说法叫作"发言人不是'人'"，指发言人代表组织来对外发布信息，把该组织想要向公众传递的一些信息传递出去，这是其工作任务，发言人不能完全按照个人的理解或者个人好恶来发布消息，组织的决定是发言人发布信息的主要依据。另一种说法是，"发言人又是'人'"，为什么？因为特定信息是通过发言人的口说出去，这个过程中必然带有发言人本人的风格、特点和理解、看法，因为发言人都是在发布现场口头表述，少数时候照着稿子念，通过对信息的准确解读，可以在一定的范围用内比较个性化的语言告知公众，但是不可能使信息的核心内容发生改变。发言人在发布信息的过程中的底线，就是要实事求是地把信息公布出去，给公众提供的是真实的信息，而不能对公众撒谎。

国家、政党、社会团体任命或指定的专职新闻发布人员，其职位一般是该部门中层以上的负责人。新闻发言人的职责是在一定时间内就某一重大事件或时局的问题，举行新闻发布会，或约见个别记者，发布有关新闻或阐述本部门的观点立场，并代表有关部门回答记者的提问。所以，可以说发言人是组织机构的代言人。因此，新闻发言人是一种制度存在。

公众通过新闻媒体经常会看到一些发言人代表机构在媒体上发布信息，与社会公众进行工作情况的沟通。有时是组织机构的主要负责人出面，虽然没有注明是发言人，而实际履行的是发言人职责。特别是当突发事件发生时，发言人及时发布事件有关信息，通报事件处置进展，告诉公众注意事项，从而确保事件稳妥处理。发言人对于组织机构与媒体和公众的沟通发挥了桥梁和纽带作用。发言人在一定程度上塑造了组织机构的公信力和公众形象。

推动全国各部委机关开展新闻发言人制度建设的国务院新闻办公室，开展了一系列的发言人培训，其培训最早始于 2001 年，培训工作大致可分为三个阶段：2001 ～ 2003 年，主题是关于全球传播，强调知己知彼；2003 ～ 2006 年，开展新闻发言人培训，重制度建设，各部委发言人逐步进入角色；2007 年以来，开展发言人培训及新闻采访线工程培训。

发言人应具备的能力，专家看法不一，但总体原则是从培训到管理都应加强制度化。国务院新闻办公室曾举办一次发言人培训工作年终座谈会，国务院新闻办公室蔡武主任参加并主持，笔者代表卫生部与会。与会专家对发言人的职责定位、培训方式提出了建议。时北京大学程曼丽教授认为，发言人应该参照国外职业化、专业化。中央电视台主持人白岩松认为要加强发言人理解什么是"新闻"的培训，要做到没新闻不说话，说话时要"见人"，以新闻方式传递。清华大学新闻与传播学院刘建明教授认为，发言人应学习新闻学、传播学、舆论学的知识。新闻发言人也要有知情权，了解核心信息。政府部门领导应对发言人宽容，对讲错话免责。应区分大民意、小民意、真民意、伪民意，后议题设置比前议题设置重要，应更关注后议题应对等。

二、发言人的职责与分类

发言人的职责包括：组织协调所在机构的新闻宣传工作；组织实施重点新闻宣传活动；不断完善新闻宣传工作制度；建立健全新闻发布的机制和规范；做好舆情分析和研判工作；负责与媒体的沟通交流。其与媒体沟通交流的内容包括：介绍重要工作进展；就与机构相关的重大热点问题阐述主张；重大事件、事故，突发事件的信息发布；针对外界的误解、谣言发布权威信息；发布其他需要通过媒体向公众介绍的信息；进行风险沟通和风险管理等。

从另一种意义上讲，发言人更是一种制度。如果一个组织机构仅仅指定某个人为其发言人，而没有建立相应的机制、规范和制度，实际上形同虚设，很难真正发挥作用。准确地说，发言人是一个虚拟人，是组织机构的化身，支撑其发挥作用的是一整套制度。在一个组织机构中发言人也不是一个人，大致分常设发言人、临时发言人、特殊发言人等，他们在工作上又组成一个团队，各司其职。

常设发言人是最常见到的发言人，也是最为媒体和公众熟悉的。其主要职责包括不断完善本组织机构的新闻宣传工作制度，建立健全新闻发布的机制和规范，协调新闻宣传工作，组织实施重点新闻宣传活动，做好平时舆情分析和研判工作，负责日常与媒体的沟通交流。

临时发言人多见于突发事件或者重要活动中，担任者一般包括组织机构的主要负责人、主要部门负责人、突发事件处置负责人等。

特殊发言人是指在发布会现场或者在媒体采访时经常看到的技术专家代表或者新闻事件当事人、见证人。比较典型的是技术专家，在涉及一些比较复杂的技术问题，邀请专业领域内的专家现场解释或者演示，这对于澄清事实或者打消公众顾虑有明显效果。例如在应对甲型 H1N1 流感疫情时，多位专家出面介绍疾病预防、治疗、疫苗接种、健康教育等内容。因为他们的发言内容并非代表个人观点，而是代表专家组发言，因此，他们的身份应该是各专家小组的发言人。

周庆安等曾撰文以加州圣迭戈市消防局公共信息官机制，介绍美国地方政府部门在危机传播中的作用，可以给我们些许启发。"公共信息官"的责权范围相当于新闻发言人，美国地方政府部门更愿意采用公共信息官（public information officer，PIO）的说法。其职责为"按照法律规定，以及职业要求向公众和媒体提供信息"，衡量其工作是否合格最重要的一条是能否"以最快速度告诉媒体准确的信息"。当地政府在公众中进行的调查，圣迭戈政府部门形象第一位的是消防局，消防局的公共信息官机制及其对机构形象的贡献很具有代表性。圣迭戈消防局共有 1200 名工作人员，其中消防员大约为 900 人，而属于信息服务部门的公共信息官只有 2 人。该局公共信息官承担的工作包括：新闻发布；参与电视访谈；到中小学介绍消防工作等开展公众教育；制作公众防火教育录像、制作宣传材料和维护网站等。公共信息官每周工作 7 天，每天工作 24 小时。直接向消防局长负责，参加类似局长办公会的联席会议并作汇报。圣迭戈消防局的两名公共信息官是曾在电视台分别工作 15 年和 30 年的记者。被聘任之后，各进行了两周消防训练。公共信息官之所以不从消防员中挑选，其原因在于长年从事消防工作的消防员在面对记者时，比较容易关注和强调技术性细节，而忽略媒体所关注的重要内容。

三、发言人的素养

对新闻发言人的一般要求是熟悉组织机构关于信息发布的政策方针；代表本部门回答本部门职责范围之内的问题；告诉公众真相，尽可能地开诚布公。但对于新闻发言人到底需要哪些素质，并没有一个统一标准，学者、专家、具体实践者有各自的不同看法。

做一名优秀的发言人，焦扬（上海市政府前新闻发言人）认为平常心最重要，赵启正（国务院新闻办公室原主任）认为，做一个好发言人应该在政治上思想成熟、立场正确、敢于负责，知识上内知国情、外知世界，表达上逻辑通顺、有理有节，特别要善待记者。

有学者认为，胜任发言人这一角色，要有渊博的学识、出口成章的口才和敏捷的思维，还要善于掌握新闻眼。最重要的，发言人要有驾驭现场的本领，除了客观地传达信息之外，有责任营造一个宽松的现场气氛，会随机应变。还有人认为，发言人在言行举止、风度仪表、气质形象等方面也应有很高的要求。

发言人究竟必须具备哪些素养？

一是政治素养，立场正确、敢于负责。发言人一定要有坚定的、正确的政治立场。发言人的政治倾向性是明确的，中国的发言人当然是要维护中国的国家利益、维护国家及本机构的形象。发言人要敢于负责。新闻发布有时遇到的问题没有准备，但发言人知道的、有把握的还是要说，那时候容不得再请示、再商量，因为发言人代表的是国家和机构，维护的是国家和机构的利益和荣誉。担任发言人是个表面风光的苦差事，需要时刻面对来自媒体、公众甚至机构内部的压力，只有敢于承担责任、善于承担责任，才能做好这项工作。

二是业务素养，熟悉本机构情况，具有较高的理论水平和较完备的知识结构，能准确向外介绍国家或本机构工作情况。没有一定政策水平或业务素质，一问三不知做不了发言人。发言人只有掌握的信息、了解的知识、具备的积累比记者多得多，才能够在新闻发布时游刃有余、从容不迫。

三是沟通素养，思维敏捷，善于沟通。对发言人来说，记者不是学生，也不是部下，不是朋友，也不是敌人，而是一位挑战者。因此，发言人不仅需要思维敏捷、反应迅速，还要掌握与媒体沟通的技巧。沟通技巧包括语言表达能力、新闻传播的基础理论（尤其舆论学、风险沟通的基本知识）、人际沟通技巧等。发言人应该掌握电视、广播、报纸等媒体不同特点，掌握不同媒体对信息的不同需求，能够面对摄像镜头、采访话筒和录音笔等开展新闻发布；能够掌握日常新闻发布、突发事件情况下的新闻发布特点和注意事项等；新闻发言人还要掌握正式场合与非正式场合与记者沟通的技巧，实现发布会上、会下的全方位沟通；善于开展健康传播，能够通过媒体等多种方式开展慢性疾病风险沟通、社会营销、活动策划等，并通过健康传播为医院树立良好形象与赢得良好口碑。

四是应变素养，熟悉突发事件处置。掌握医患纠纷处置、传染病暴发处置、现场流行病学等基础知识，熟悉相关流程，能够根据突发事件中公众的信息需求提供相应信息等。

五是媒介素养，媒介素养的要义在于通过教育培养人们获取、分析、评价和传播各种媒介信息的能力以及使用媒介信息为个人生活、社会发展所用的能力。媒介素养教育源于20世纪30年代的英国，盛行于美国、澳大利亚等国，1997年英国就有近2/3的学校开设媒介研究课程。媒介素养的能力具体来说包括：了解媒体的把关人理论、议程设置现象，能以批判的态度面对媒体报道，能通过媒体报道作舆情分析等；具备与媒体合作的能力，了解采访技巧、突发事件应对策略等。

另外，风险沟通是指科学提供必要的信息以使公众作出理性判断与行为选择，尤其在突发事件发生前与过程中，与公众一起对公众的信任、情绪、期望进行管理，赢得公众合作、正确的风险认知与突发事件的有效处置。风险沟通研究起源于国外20世纪70年代，是随着科技发展、环境污染及各类健康问题的出现、公众对健康信息的需求日益强烈而出现的。我国自"非典"以来，卫生部门逐渐加强了对风险沟通的关注研究及实践应用。风险沟通能力要求掌握风险沟通的基本原则，能够按照风险沟通的原则指导工作。

第二节　发言人制度的核心内容

发言人制度的核心内容包括舆情监测制度、新闻联络员及内部通气会制度、对口记者联络制度、日常新闻发布制度、重要会议或活动报道制度、新闻采访制度、突发事件信息发布制度及稿件审核制度等八大核心制度。

一、舆情监测制度

舆情监测制度是及时、有效新闻发布的基础。可通过新闻媒体、社交媒体、12320公共卫生公益热线、机构新闻热线等途径，监测突发事件、舆情事件的重要信息苗头、错误信息或流言，监测民意以及公众对机关的信任和变化状况。舆情监测要考虑地区媒体、国内媒体、国际媒体、网络媒体等的不同特点。

二、新闻联络员及内部通气会制度

成立一支由各业务科室选派人员组成的新闻宣传联络员队伍并加强培训。每月或每季度定期举行通气会，由新闻工作负责人、新闻宣传联络员、媒体参加，并通过医院内刊、新闻宣传通讯等形式保障信息畅通。

三、对口记者联络制度

建立相对稳定的记者采访报道队伍，能增进记者对本医院的了解和对工作的理解，有助于加强宣传配合、减少报道失误。通过联络本地媒体或中央驻本地媒体记者站，确定一名记者长期对口，将记者基本个人信息及联络信息登记造册，建立微信或短信群，方便联络。

四、日常新闻发布制度

日常新闻发布制度根据工作需要，逐步建立。包括新闻采访归口管理机制、例行发布会机制、领导活动和重大活动报道机制、接受采访机制、网站内容保障机制、正面典型宣传机制等。在制度制订并以正式文件发布实施后，逐步完善各项工作规程。

新闻发布的基本形式包括：例行新闻发布会、专题新闻发布会、新闻通气会、印发新闻通稿等形式。

1. 例行新闻发布会。例行新闻发布会是行政机构常采取的发布形式。通常由宣传科负责定期组织召开，可由新闻发言人自行发布，也可由新闻发言人主持、邀请科室负责人发布，必要时可邀请院领导出席例行发布会。发布主题由宣传科和业务科室商定，新闻发言人审核后报告院领导；发布材料和答问参考由业务科室提供素材，宣传科负责整理，重大和敏感问题的答问参考应报请院领导审定。根据新闻发布会的主要内容，各相关处室及有关单位提供各种参考资料备用。必要时，可通过新闻发言人谈话形式表明当地卫生行政部门对某一事件的立场态度。未经宣传科室的统一安排，各处室及各单位不得以本机构的名义进行新闻发布。这种发布形式对医院来说，适合于就某一特定主题持续定期发布，如经过行政机构授权的"人感染禽流感病例治疗情况发布"等，每 1 ~ 2 周发布一次。

2．专题新闻发布会。专题新闻发布会不定期召开，可由宣传科要求或由宣传科商定有关科室，根据重点工作进展情况或突发公共卫生事件处置工作需要，报请主管院领导同意后有针对性地安排，宣传科和业务科室共同组织实施。必要时，可请院领导通过卫生局新闻发布会的形式，召开专题新闻发布会，发布重大卫生政策和信息。专题新闻发布会由新闻发言人或宣传科负责人主持，请科室负责人向新闻单位介绍某一重要医疗卫生工作的思路、新政策新措施、举办的重大活动，通报最新的工作进展情况，并就媒体关心的问题沟通信息、回答提问。

3．新闻通气会。新闻通气会一般每月或每季度召开一次，遇有特殊情况可随时召开。由各处室通报本部门需要进行新闻宣传的重大活动和重要工作，向媒体沟通相关信息，以便安排、组织新闻宣传工作。年底、年初或一季度初始，由新闻办向有关部门和新闻单位通报当地卫生行政部门一段时期的工作思路、工作安排及重大活动，通报主要卫生工作进展情况，并就新闻单位关心的问题介绍有关情况、沟通信息。

4．发布新闻通稿。印发的规范性文件、工作动态信息和突发公共卫生事件信息，一般由宣传科以发布新闻通稿的形式提供给主要新闻单位，同时将新闻通稿在部门网站刊载。对于某些重要工作和重大问题，在提供新闻通稿的同时，可安排以新闻发言人的名义发表声明或谈话，也可组织本地主要新闻单位记者对院领导或科室负责人进行集体采访。重大突发事件的信息发布，按照法律法规的要求执行。

五、重要会议或活动报道制度

以机构名义召开的重要会议或举办的重大活动，凡医院领导参加、由医院机关各处室举办的工作会议或活动，如需宣传报道，应在内部新闻通报会上提出，由宣传科负责组织宣传报道工作，相关处室负责配合。遇特殊情况应及时通报宣传科，协商有关报道工作。各处室一般性工作会议或活动，需要宣传报道的，应与宣传科密切联系，共同做好报道工作。各直属单位的重大活动，需要新闻单位报道的，需要事先报医院宣传科，必要时，医院宣传科协助共同参与宣传报道工作。

六、新闻采访制度

医院宣传科负责接待和协助协调组织新闻媒体的采访工作。对医院领导的采访，由宣传科报请领导同意后，根据采访内容，由相关部门提供素材，宣传科组织实施。

医院有关处室负责同志接受记者采访，要向宣传科通报。

七、突发事件信息发布制度

突发事件信息发布制度突发事件和重大事故发布机制、风险沟通预案等。制定突发事件信息审批规程。建立突发事件沟通审批规程并确保负责人了解各自职责，通常包括技术领导、风险沟通领导和突发事件管理者三方的负责人，或根据需要增减。最终审批人为小组成员中的负责人。

突发事件是对日常新闻工作的检验，要在日常工作中建立信任，要建立日常工作规范及突发事件传播预案，日常管理好媒体关系，通过接受采访与新闻发布，帮助记者了解卫生行业，目标是成为媒体依赖的信息源。同时，采取措施激励优秀的报道行为，正确对待虚假或失实报道，借助信息技术手段加强与记者沟通联系。

日常新闻宣传工作，要实行"五个一工程"：一把手责任制、一位发言人和办公室、一项新闻归口管理制度、一个《突发事件信息传播预案》并演练、一个口径对外。要加强业务预警及舆情监测，加强全员培训，要依照早发现、早处置、早沟通、早解决的原则处置舆情。

八、新闻稿件审核制度

各部门向新闻媒体提供的新闻稿件必须经过审核。重要稿件要经医院党政主要领导审定。

以医院名义举办的重要会议、重大活动、重大事件的新闻稿件，由相关部门提供新闻通稿，医院宣传科报请主管领导审核，经党政主要领导审定签发。凡医院领导参加、各处室举办的工作会议或活动，其新闻宣传报道一律由相关处室提供新闻通稿，由处室负责人把关后，经宣传科审核报主管领导或医院新闻发言人审定。一般会议或活动的新闻稿件，由处室主要负责同志会同宣传科共同审核。

科室举办的、影响重大的活动，需新闻媒体宣传报道的，其新闻稿件要经过医院宣传科的审核并报主管领导审定。

经验谈 6-1 某市卫生健康新闻发言人制度

一、新闻发言人

由各单位指定一名行政、党委副职或中层干部等合适人选担任。新闻发言人是各单位的新闻"代言人"，应熟悉各单位所发布信息的相关情况，具有较强的政策水平和良好的表达、沟通能力；仪表仪容较好，普通话较规范。

新闻发言人均应通过市卫生和健康委员会新闻宣传处组织培训后上岗。

新闻发言人的基本职责是通过召开新闻发布会、通气会等形式，向媒体通报有关重要举措、重要工作安排及其进展情况、突发事件相关信息，以及社会公众关心的应公开发布的信息，视情接受记者采访，也可根据需要，以发言人名义在媒体上发表谈话。

二、工作班子

各单位应成立新闻发言人办公室，发言人办公室是新闻发言人的工作团队，由各单位根据新闻发言人工作的实际需要组成，一般包括宣传部门、行政办公室、业务部门负责人等，发言人办公室可设新闻发言人助理和联络员等。

三、工作机制

1. 定期研究新闻发布工作。各单位要按照市卫生和健康委员会新闻宣传工作的要求，结合各自总体工作安排，制订新闻发布计划，统筹安排重要新闻信息的发布。

2. 制订与汇总新闻口径。各单位要建立新闻口径库，对相关问题的基本情况、各类新闻事件或记者关注的问题，确定规范的应答内容，并根据实际情况的变化及时进行更新调整，以随时应对媒体的询问，努力做到有备无患、答有口径。所有新闻发布一律由新闻宣传部门统一协调安排，任何科室和个人在接受媒体采访前或发稿前须详细告知新闻宣传部门媒体采访意图等，新闻宣传部门负责把握、策划、准备和陪同，确保单位新闻宣传的管理统一、口径统一、信息准确。

3. 制订新闻应急方案。确保在发生各类突发事件和危机事件时按照新闻发布程序，把握新闻发布主导权。在发生突发事件时，及时提出新闻处置方案或建议，包括制订新闻口径、拟订新闻稿，确定是否对外公布或通过何种方式对外公布消息、是否召开新闻发布会等，根据快报事实、慎报原因、求实为本、依法处置的原则，正确定性、正确处置、正确引导，及时准确地发布有关信息，澄清事实，解疑释惑，引导舆论，维护社会稳定，最大限度避免、降低和消除突发事件和危机事件造成的负面影响。

4. 及时评估新闻发布效果。每次新闻发布活动后，均应追踪媒体的报道情况和社会舆论的动向，以检验发布效果。如发现媒体有不符合事实的、有失公正的或造成不良影响的报道，以及社会公众有突出的误解等状况，应及时、准确、客观发布信息，澄清事实、引导舆论、增进共识。

经验仓 6-2　某医院新闻发言人制度

为进一步构建和谐的医患关系，加强与社会、患者的联系和沟通，保障患者对医疗工作的知情权，接受社会各界对医院工作的监督，为医院科学发展创造良好的舆论环境，特制定本制度。

一、新闻发布的主要任务

紧紧围绕医院的中心工作，全面、准确、主动、及时地发布医院重大事件、重要举措是：发布突发事件应急处理方案；针对外界对医院产生的误解、不实信息及谣言、媒体报道，通过及时发布权威信息，解疑释惑，形成良好的社会氛围和舆论环境。

二、新闻发布有关人员安排

医院设两位常设新闻发言人。院新闻发言人由一名副院长担任；医疗工作发言人由医务处处长担任。特殊紧急事件时，院领导可临时指定一位事件处置负责人担任事件新闻发言人。

院级新闻发言人负责组织研究制定新闻发布工作计划，组织实施医院新闻发布活动，审定重要新闻通稿。

各科室确定一名同志为新闻联络员，负责协助处理本科室相关的新闻线索、采访接待、发布协助。

三、新闻发布会组织

1. 新闻发布会由院办会同宣传处组织，其他机构不得自行组织。

2. 新闻发布会的选题报送、信息采集、发布活动的组织准备由院办、党办组织。

3. 新闻发布会可由新闻发言人自行发布，也可由新闻发言人主持、邀请其他相关领导发布，必要时相关业务负责人或专家可参与发布。

四、新闻发布的纪律

1. 新闻发布要坚持正确的舆论导向，坚持新闻真实性原则。遵守有关保密规定，维护国家安全、社会稳定。

2. 新闻发布会应严格按照批准的内容、确定的口径进行发布。

3. 未经授权，任何个人不得以医院名义或职工名义发布医院有关信息。

五、新闻发布的形式

1. 举办新闻发布会、记者执行会，组织媒体记者集中采访等。

2. 邀请新闻媒体参加医院工作会议。

3. 接受记者采访。

4. 通过书面传真形式或官方网站等发布新闻信息。

六、新闻发布会的审批

1. 涉及医院的重大决策、重点工作、重要项目及医、教、研、管重要事项的发布，根据医院有关会议决定或院长批示进行。

2. 对社会、患者关注的问题，新闻媒体报道的敏感话题、重大突发事件的新闻发布，需要由新闻发言人出面进行舆论引导，根据医院有关会议决定或院长批示进行。

他山之石 6-1　测一测你所在医院的风险沟通能力

你所在医院应急沟通能力如何？是否能够抵御作为不速之客的舆论风险或现实风险？请根据表 6-1 内容，为你所在的医院的应急能力打分。

评分规则：每题选择"是"得 1 分，选择"否"得 0 分。满分 30 分。

评分结果参考：得 25 分以上，说明你所在医院具备较高的应急能力，得 15 分以上，你所在医院具备一定的应急能力；得分 10 分以下，需要警惕，危机随时可能对你所在的医院带来威胁，甚至可能对医院带来致命危害。

表 6-1　应急沟通核心能力测评表

题目	选项
（一）透明和第一次宣告现实的或潜在的风险	
1. 针对一场现实的或潜在的风险事件，已经梳理清楚了快速消除预警的行动步骤	□是　□否
2. 已经制定了现实或潜在风险事件信息及时发布的规章、制度或指南	□是　□否
3. 已制定了正常工作时间以外（如晚上或假期）发布信息制度并演练过	□是　□否
4. 已经建立了突发事件第一次信息发布的操作预案	□是　□否
5. 在以往经验基础上，做了如何回应媒体与公众关心问题的总结	□是　□否
（二）沟通协调	
1. 通常需要参加应急事件处置小组的几个部门，就向媒体和公众沟通的基本原则，已讨论过并达成共识	□是　□否
2. 已建立了重大突发事件的信息和传播策略共享机制	□是　□否
3. 通常需要加入应急小组的部门其公众沟通任务和职责已经分配好，并已明确由哪个机构负责沟通协调	□是　□否
4. 对所有应急小组中的部门的公众沟通特殊实力和能力做过评估	□是　□否
（三）信息发布和媒体关系	
1. 已经为不同的突发事件情境指定发言人，并对发言人进行全套量身订制的媒体培训	□是　□否
2. 已经制定紧急状态下的大众媒体关系预案，能有效应对过度的信息需求、大量的媒体采访和频繁的新闻发布	□是　□否
3. 已经建立紧急状态下的大众媒体关系预案，来联系各种信息发布渠道，如网络、热线电话求助系统、社交媒体、群发邮件系统、正式或非正式合作伙伴网络、农村的高音喇叭等	□是　□否
4. 对易受影响的、边远地区的、残疾人或少数民族等公众进行细分，并收集他们的语言、文化、社会经济条件等相关信息备用	□是　□否
5. 已开发出来个人卫生、安全防控、患者家庭护理等信息材料/教育材料/传播材料以及突发事件应对的备用通用信息	□是　□否

续表

题目	选项
6. 筹备为中央、地区和地方媒体举行的吹风会，来与这些媒体建立工作联系、提供背景信息并讨论危机预案与危机处理程序	□是　□否
7. 已经建立网站或自有新媒体平台，如官方网站、微博、微信等	□是　□否
（四）倾听与传播效果评价	
1. 已制订相关程序和预案，确保在重大突发事件的处置中考虑个人、合作伙伴、社团的态度和理解力	□是　□否
2. 已建立沟通效果评价标准和评价机制并经过测试	□是　□否
3. 已建立传统媒体和新媒体监测系统，来追踪热点问题、信息需求、混淆的观点、流言的传播等	□是　□否
4. 已收集、组织对重大事件的薄弱环节及需求信息的评价方法	□是　□否
5. 已经收集、组织社会层面的文化、语言和社会经济数据并易于使用	□是　□否
6. 在事件中，通过简化、精确的突发事件信息收集模板来提高倾听效果	□是　□否
7. 制定并检测一套机制，使倾听和传播效果评价工作中的发现能够从危机管理决策上体现出来	□是　□否
8. 制定了一套程序和草案，保证对重大突发事件的传播效果作出批评性评价	□是　□否
（五）计划制订	
1. 专供突发事件使用的社会动员计划已经开发出来并经过测试	□是　□否
2. 负责执行沟通策略的员工已经接受过相关技术和行为方法培训	□是　□否
3. 经常开展危机风险沟通演练和培训，已经作为一项内容写入危机管理演练和培训策略	□是　□否
4. 已制订一项针对各种风险的危机沟通计划、测试并定期更新	□是　□否
5. 上级部门已经签署危机沟通计划并配备了必要的人员、经费来保证计划的执行	□是　□否
6. 开发了利益相关者风险沟通管理策略，根据利益相关者的需要定制信息并尽可能多地分享信息	□是　□否

（本表参照世界卫生组织国家风险沟通核心能力评分表讨论版设立）

第三节　如何建立发言人制度

医院发言人制度建设，总体分三大步骤：评估现状及综合协调，拟订制度及培训演练，督促落实及评价改进等。

一、评估现状与综合协调

医院新闻发布制度建设的准备工作从评估现状步骤开始，评估内容包括新闻宣传职责、媒体环境、公众媒介素养和健康素养、新闻宣传实践常见问题、医院薄弱环节等方面。

了解本医院目前所具有的新闻宣传和沟通方面的具体职责。收集阅读国家、本地区有关新闻宣传、政府信息公开的所有国际协议、国家法律法规或政策文件，以及医院对本部门的职责界定。

了解区域媒体环境。本区域主要媒体名单及记者联系方式（包括电视、报纸、广播、网络、杂志等类型媒体，以及主流媒体和都市媒体、新媒体平台），影响力及读者对象、受众数量，是否有健康专版、专栏，近期对卫生工作的报道情况，媒体竞争激烈程度等。尤其收集本区域社交媒体使用现状数据，可参考中国互联网络信息中心（CNNIC）每年发布两次的《中国互联网络发展状况统计报告》。报告由基础资源、个人应用两篇构成，基础资源篇主要介绍中国互联网基础资源发展情况；个人应用篇主要介绍网民规模和结构、互联网接入环境、个人互联网应用的发展状况，目前已经发布到第44次。中国社会科学院、中国传媒大学等研究机构也有媒体发展研究的报告发布。

了解公众媒介素养、健康素养现状。了解公众认知能力及传播途径。通过当地年度统计年鉴了解社区公众理解力及媒体使用状况的人口分布、识字水平、使用语言以及社会经济和文化背景。有价值的媒体使用工具及传播途径。

开展对重大突发事件应对能力、对现有沟通能力的评估。例如，院领导对新闻宣传工作的重视程度、是否开业务会议且有无领导出席与讲话，有无工作经费，是否发布新闻宣传的文件、制度、预案，是否建立全院新闻宣传工作协调机制、兼职联络员队伍等。

开展对现有新闻宣传实践经验的评估。新闻工作、政务公开工作的归口部门，人员工作量及学历状况，有无媒体采访或新闻发布经验及每年发布量。主动发布消息、接受媒体采访、规范会议和活动的宣传报道、新闻宣传的典型活动、预案是否应用或演练过等，包括主动开展的宣传工作，配合上级开展的宣传工作。工作开展中存在的障碍及挑战诊断，如信息少、发布难、审核时限过长等。了解新入职人员是否接受过新闻宣传培训。对本机构全体人员如何看待新闻发布、沟通素养进行调研。

对近年来重大突发事件信息发布进行评估。选 1 ~ 2 件近年发生的重大突发事件，围绕是否成立新闻宣传组、是否公开发布、事件首次发布的时间、公众与政府部门信息理解不一致的方面，以及公众对发布效果的评价等进行评估，并结合政府本机构当前的沟通能力进行分析。对现有的公共舆情收集机制进行评估等。

围绕以上评估结果，就新闻发布制度建设阶段做出判断，拟订评估报告，提出下一步工作建议，并向机构负责人报告。

同时，积极争取人、财、物、场所等各方面的支持，保证新闻发布工作的基本条件。同时，要做好新闻宣传工作，离不开内部各业务部门及有关部门的支持，成功的合作离不开强有力的合作伙伴关系，因此协调是新闻发言人制度建设中的优先环节。这一步的关键是识别可能的沟通合作伙伴、建立沟通协调机制。

1. 确认新闻发言人及新闻宣传协作对象。发言人通常由机构副职或内部综合部门负责人担任。新闻宣传协作对象包括内部各部门、直属单位、媒体、政府新闻宣传主管部门、上级机构、其他平行机构等，确定由内部各部门一把手任本部门新闻宣传负责人，并指定一位新闻宣传联络员。新闻宣传联络员负责提供新闻线索、提出报道建议。

2. 举行新闻发布制度沟通协调会议，由机构负责人参加或主持，新闻宣传协作对象参加，共同讨论新闻发布工作的重要性与必要性及新闻宣传工作的目标，探讨发言人制度建设草案、构建卫生新闻宣传工作网络，倾听意见和建议，并促成就加强新闻宣传工作达成一致。

3. 制订并发放新闻宣传协作对象通讯录，包括负责人、沟通联络人工作时间和非工作时间的详细联络方式等。

二、拟订制度与培训演练

组织院相关专家、科室负责人，共同起草新闻发布制度的相关文件，征求新闻协调机制各机构意见，讨论修改直至达成一致。

建立一个培训计划，并争取院级管理部门支持。计划应包括各项制订的综合测试和模拟演练。通过培训旨在增强对新闻宣传工作、理论和实践的了解，提升各位合作者的能力，从而更好地促进医院、媒体、社会间的沟通，使合作顺畅。

内部培训对象包括发言人、科室负责人、知名专家队伍、新闻联络员、应急处置人员、相关技术部门、新入职人员等。培训师资包括新闻宣传负责人、高校专家、经验丰富的发言人等，可采取授课，专业技术人员与管理人员、沟通人员讨论等进行桌面演练的方式。发言人也可通过定期召开新闻发布会和接受媒体采访等来获得经验。同时加强对媒体的培训，可采用角色互换、专家讲座、现场体验等多各形式，使记者了解医院工作概况、医疗工作重点难点，了解医疗的科学性、有限性等。

三、督促落实与评价改进

成功的新闻宣传能力建设是一个持续的、动态的提升过程，制度建设之后，还要运行、维护、修改和更新，以确保其有效性。因此，要对制度的有效性进行评价。这就需要倾听上级、专家、新闻宣传联络员等各方面意见与建议。与媒体进行座谈，倾听记者的反馈等。通过考查公众知晓度、美誉度、健康行为采取率等，来判断新闻宣传工作的长期效果。将以上评价结果与新闻宣传工作目标进行比对，并发现制度中与现实情况不符的方面、不足与可改进点，集中修订并审批后发布实施。

从宣传效果的角度考量，对新闻发布与宣传考核的主要内容包括发言人制度机制建设进展、突发事件应对速度及效果、机构声誉形象的变化、开展培训的情况及效果、宣传活动传播效果、报道数量及质量等。评价改进不妨从以下几个方面着手考虑，寻找新的突破点：

1. 今年的新闻宣传舆论及媒体环境与往年有何区别？

2. 今年在价值观传递上的核心内容？

3. 新闻宣传带来的直接间接收益？包括思想观念转变及社会效益等。

4. 机制制度建设有哪些进步？运转是否灵活？

5. 工作量的汇报之外，有没有质的评价与体现？

6. 队伍能力建设方面，学习提升方面，工作方法方面有哪些改进？

7. 新闻宣传工作是否得益于各科室的支持？具体来说？

8. 今年突出的新闻报道？几个大标志性的事件？

9. 媒体对医院的特殊评价？有没有第三方证言来体现新闻宣传工作的价值？

10. 有没有对宣传效果的定性调查结果？

11. 有没有有代表性的宣传沟通故事？以一两个与媒体记者或公众沟通的故事来说明。

要做好新闻宣传工作，还要将新闻宣传工作纳入工作考核内容，并建立新闻宣传激励机制。对表现优秀的新闻宣传联络员、新闻宣传工作人员进行年度表彰。开展针对媒体的优秀新闻作品评选，对出色的新闻采访工作者给予鼓励。

最后，医院宣传科是做灭火的消防员，还是消防安全检查员？如何考核新闻宣传工作？有关工作考核，有这样一个故事：1995年，纽约市警察局的警官们发现他们的公告栏上出现了一个很新颖的告示："我们不要做只接报案的人，我们要做警察"。通过这个告示，新上任的警察局局长威廉·布拉顿提醒大家，他已经下定决心把局里关注的重心从投入转向产出。在布拉顿之前，纽约市警察局主要的业绩评估指标都是投入方面的变量——拘捕了多少人、接了多少报案、有多少案件了解以及预算执行情况如何等，都没有关系到产出效果，即犯罪率的下降。布拉顿履新后则制订了雄心勃勃的"产出"目标，例如，重大犯罪率每年要减少10%以上，并专门为此建立了数量化的考核机制——电子化的犯罪数据统计系统。最后，通过一系列的手段与措施，这个目标达到了。反观新闻宣传工作，道理是相通的。不应简单地以做了多少主动宣传为主来评价宣传工作，而对于突发事件处置及时、有效，以及通过日常沟通增进医患互信、减少冲突的情况也是评价宣传工作的重要参考。

经验谈 6-3　湖南省儿童医院构建新闻宣传体系

湖南省儿童医院结合近几年来新闻宣传实战分析，创新管理方法和运作思路，从理论的高度全方位、高要求、多角度、立体式有效架构起新形势下医院"四位一体"新闻宣传体系。所谓"四位一体"，是从素材发掘、媒体沟通、机制培养和效果评估四个基本面来解析。

（一）建立培养机制

主动传播者决定着宣传的动机、内容、形式及其手段等，而传播者的水平也影响着宣传的效果。所以传播者是宣传过程的把关人，要做好宣传，必须组建一支"准专业"的宣传队伍，努力提高传播者的专业素养和理论水平。

1. 创新组织构架。树立"领导宣传最管用"的思维，提倡"人人参与，人人都做宣传员"的理念。医院规范了宣传路径，完善并制定了湖南省儿童医院《新闻宣传管理规定》《宣传奖励办法》和《新闻发言人制度》，实行了新闻宣传采访首接负责制，组建了从领导小组、协调小组、联络小组到通讯小组信息畅通的组织机构，建立了从新闻发言人、新闻联络人、主要联络员到通讯员反应迅速的神经网络。院长任宣传领导小组组长、医院新闻发言人。

新闻宣传归口院办管理，媒体来院采访活动如无工作人员陪同，各科室须凭《新闻采访单》接受采访，原则上由专家接受采访。严禁有意回避、推诿和敷衍记者采访，严禁自由接受采访。所有对外宣传报道的资料由归口管理部门审核后才能对外发布，杜绝负面新闻，正确引导新闻生产。

2. 强化通讯员队伍。通讯员队伍是医院新闻宣传工作的基石，是线索采集的前哨，决定着医院新闻宣传工作的质量和效果。通讯员作为工作一线的第一"线报人"和组稿人，必须由科室选荐熟悉本科室业务、热心新闻创作、具备良好文字功底和新闻敏锐性的科室骨干担任。医院目前以全院65个通讯员为主体成立了首个社团——"乐播通讯社"，每季度对其实施动态考核管理，并依托通讯社邀请省内知名新闻记者或摄影师，每半年一次对通讯社成员进行"职业化"培训，要求及时收集新闻线索、撰写新闻材料，协助安排采访活动，及时排查隐患报道。

3. 主动立体传播。我们提倡医院形象的"多维塑造"模式和手法上的"立体传播"，切忌提到立体就只考虑传播渠道的数量，其实适合就是最好，并不是越多越好。我们一般会主动邀请媒体、主动提供新闻通稿、主动提供采访便利等，同时考虑主流电视、报纸、广播和网络的同步覆盖。

随着医院信息化的普及推进，医院根据新闻宣传工作需求，运用信息化管理手段，适时自主开发了具备线索直报、稿件采编、新闻统计等技术支持的《新闻宣传管理系统》，提高了宣传工作的透明度、可操作性、互动性和参与性，更直观地反映医院宣传工作动向。

（二）做好媒体沟通

媒体是宣传活动的物质承载者，相当于当今的物流运输网络，没有它，一切宣传活动只能是纸上谈兵。媒体既不是"麻烦制造者"，也不是"锦上添花人"，只要友善对待，完全可以为我所用。医院若发现问题，要及时通报，跟媒体沟通，决不能"无可奉告"。处理好与媒介的关系，需要主动出击，去影响和引导媒体，让媒体站在公平的角度说话。我们可以从六个方面来把握：

1. 转变思维方式。我们首先要以正面的方式面对媒体，不应该随意拒绝媒体采访，而且应该通过媒体向大众解释我们的政策或行为的理由、过程、结果等，通过解释达成社会的共识。最忌讳的是干扰媒体采访，这样只能适得其反。

2. 开放接待媒体。现在是信息高度发达的社会，任何企图封杀媒体的做法都是错误的。在一个突发事件面前，如果你越掩盖，媒体就会越炒作；越拒绝采访，就越证明你有不可告人的内幕。这个时候，只有态度诚恳地查找自身存在的问题，主动向媒体传递正确的信息加以引导，媒体才有可能认为你有诚意解决问题，甚至是可以谅解的，那些传言、谣言甚至谎言才可能得到平息。

3. 经常联络感情。尊重记者，不忽视非主流媒体，不把记者当发稿的工具，不要"有稿找记者，无稿晾一边"。

4. 严格管理制度。借鉴新闻发言人的做法，确定一个熟悉单位情况的人来接待记者，统一管理和发布重要信息。这样做的目的是，碰到发生重大事件时，统一对媒体的口径，用一个声音讲话，避免说法不一，前后矛盾，造成于己不利的后果。

5. 主动与媒体交朋友，抽出一些时间来和媒体打交道，构筑一个媒体通路。确定一至两家主流媒体建立起长久的战略合作伙伴关系。可以通过这些媒体获得消息，有利于我们及时采取措施。

6. 做好应急预案。面对即将可能出现的负面报道，要随时有可以启动的"解决方案"，在最短时间内采取应对措施，以降低负面影响的程度，甚至将负面报道转化为有利报道。

（三）加强效果评估

效果评估是一项细致的工作，需要在长期地工作中不断积累完善，除运用传统的定性评估方法外，还需借助统计学、心理学、计算机应用等现代科学方法完全量化管理。针对医院的宣传行为，目前我们通常用以下几个标准来衡量，判断整个宣传体系是否完善，宣传活动是否成功；并有针对性地制定了相应的激励机制。

1. 定量分析。重点考核新闻报道刊发的数量和质量。数量上，定期统计媒体刊发播报的新闻报道和科普文章数量，看是否达到原先设定的目标。质量上，主要指篇幅、字数、播出时间长度、刊登的版面（是否头版或其他重要版面）、播出的时间段（是否黄金时段、知名栏目）、医院名称和专家是否出现、医院管理、医疗技术和服务是否介绍等。

2. 受众调查。媒体追求收视率，我们追求认知度。提高受众接受程度，将受众的关注点、兴趣点，吸引到对上来。通过对住院患儿的家长展开随机走访调查，重点分析受众的年龄、学历、收入和对媒体的选择和信息的记忆度。从而更能针对不同群体，以"人格"形象去赢得受众认同，让已有受众变成医院的"粉丝"，并依靠他们的口碑传播影响潜在受众展开健康教育宣传。

3. 社会效应。如果宣传活动的目的是推出一项新的医疗技术和服务项目，那么效果评估应该针对宣传活动所产生的具体成果和效应；如果宣传活动的目的在于提高医院的知名度和美誉度，那么评估的着力点应该放在受众对医院的认知和了解上；如果宣传的目的是要改进医院形象，那么评估的重点应是受众的认识、态度和行为的转变。

4. 类比评价。与其他医疗单位相类似的宣传活动进行比较，从而对策划事件作出调整和评估，另辟蹊径，避免同类冲突。

经验谈 6-4　某医院新闻宣传联络员管理规定

第一章　总则

第一条　为有效利用新闻资源，充分调动和激发员工开展群众性宣传报道和科普创作的热情，进一步规范和加强医院新闻宣传工作，实现医院宣传工作管理的科学化、规范化、制度化，树立医院形象，扩大医院影响，打造医院质量、服务、爱心和文化品牌，特制定本规定。

第二条　指导原则：坚持以正确的舆论导向为根本出发点，以强化医院对外宣传为重点，坚持实行"加大宣传力度，改进宣传方式，提高宣传水平，争取宣传效果"的原则，建立医院新闻宣传工作考核与奖励机制，健全医院新闻宣传运行机制，确保新闻舆论的及时性、真实性和权威性，促进医院各项工作持续发展。

第二章 宣传体系构建

组建从领导小组、协调小组、联络小组到通讯小组信息畅通的组织机构，建立从第一新闻发言人、新闻联络人、主要联络员到通讯员反应迅速的神经网织结构。

第三条 建立新闻宣传联络员制度。科室主任（护士长）为主要联络员，负责向院办反馈科室的新闻线索，对医院新闻宣传工作的意见和建议；对涉及医院的敏感问题和负面新闻及时向院办反映并提出应对建议；协助院办安排媒体的采访活动。

第四条 组建医院社团通讯社，建立通讯员常态培训和考核考评制度。各科室推荐一名通讯员，其推选条件及作业要求有：

1. 各科室推荐熟悉本科室业务、热心新闻创作、具备良好文字功底和新闻敏锐性的科室骨干担任通讯员，向院办申报审查并备案。鼓励科室负责人担任通讯员。

2. 通讯员作为工作一线的组稿人，负责与院办的日常工作联系，及时收集新闻线索、撰写新闻通讯和典型材料，积极组织向院报编辑部和党办投稿，踊跃组织科普文章向拓展部投稿。

3. 每季度必须向院办提供 3 篇以上新闻稿件，并发表 1 篇以上；每季度向拓展部提供既定指标数的科普文章，在宣传事件发生的 48 小时内向党办提供通讯稿件。

4. 通讯员如遇工作调换或调离，科室需在 1 周内向院办申请更换替补。原通讯员自动免除，工作量计入原所在科室。

5. 通讯员实施动态管理，每季度由通讯社组织培训，主要内容有线索采集、新闻写作、科普创作、实战摄影、电脑技能和爱心策划等。每位通讯员除投稿外，需每季度向院办提供各种新闻素材 3 次以上。如该月没有稿件或新闻素材，通讯员须通过《新闻宣传管理系统》或直接向院办提交书面情况说明，连续 3 个月无稿件且没有情况说明者将自动免除。

第三章　新闻宣传管理系统

第五条　《新闻宣传管理系统》集院报投稿、线索直报、宣传统计和科普组稿等功能于一体，具有流程科学化、查询透明化、统计高效化、功能人性化等特点，是为更好地开展医院新闻宣传工作而适时开发的，能为所有员工提供实时在线投稿和查询统计功能，更直观地反映医院宣传工作动向，为各科室和部门参与医院年终评比考核提供一项重要而客观的依据。

第六条　投稿路径：院报、科普和新闻稿件请登录网上办公系统，常用网址栏内点击进入"新闻宣传管理系统"，或在 IE 浏览器内直接登录投稿。

第四章　新闻宣传奖励

第七条　医院将新闻宣传工作纳入评选年度先进集体的必备条件：每个科室每年必须在院报上发表 2 篇以上文章，在医院网站上发表 10 篇以上文稿，且在省、市级以上报纸杂志（含院报）上发表新闻、政论、科普文章 8 篇以上，作为评选年度先进集体的必备条件。同时，医院设立新闻宣传奖项，年终由院办组织对宣传事件进行评选，以通报表彰对宣传工作作出突出贡献的集体和个人，并颁发奖状或荣誉证书。

第五章　附则

第八条　本文件与医院科教奖励的有关文件同时考核，但不重复奖励，从发文日起，其他宣传类文件不再执行，最终解释权属院办。

（供稿：湖南省儿童医院　赵向荣）

第四节　如何做好发言人

新闻发言人人选是决定新闻发布工作的质量与效果的关键。到底是媒体经验优先，还是专业经验优先？这一直以来是公共传播学者们争论的问题。国务院新闻办公室原主任赵启正认为，一个好的发言人"应该在政治上思想成熟、立场正确、敢于负责；知识上内知国情、外知世界；表达上逻辑通顺、有理有节；特别要善待记者"。我们无法远离、抛弃媒体独立于世外，这四条是对新闻发言人的要求，其实也是对每一位从事沟通工作的领导者的要求。美国的地方政府危机处理部门一般有两种选拔模式。一种是从有着丰富工作经验的工作人员中选拔，并且给他们安排专门的媒体训练；二是从有丰富新闻工作经验的记者或者编辑中选拔，并且与新的专业人员一起进行一段时间的工作训练。我国新闻发言人通常为兼职，秉承从业务人员中选拔的惯例，因此尤其要加强自身媒介素养，提升风险沟通、化解舆论风险的能力。要重点加强以下五个方面：

一、善于化解媒体压力——保持平常心

发言人担任媒体沟通者或发言人是个表面风光的苦差事，需要时刻面对来自媒体、公众甚至部门内部的压力。尤其近两年，公共卫生突发事件及媒体事件频发，不仅需要敢于承担责任、善于承担责任，还必须快速提高业务素质。同时，对待媒体的负面评论保持冷静态度，只有不怕犯错、不断提高才能做好这项工作，如上海市政府新闻发言人焦扬所说"平常心最重要"。

二、建立并保持信任度——我值得信任

沟通的核心任务首要是建立信任，其次是疏导情绪、使公众合理期待。诚实是信任的基础，是新闻发布工作的底线。当然，信任的建立与获得也不是一劳永逸，信任是脆弱的，只要一次撒谎，就会使个人公信力降低，并需要多次、长期的努力才能够逐步恢复，有时甚至很难恢复。从传播学角度讲，讲话者的能力、动机与态度决定了公众的信任度，因此发言人在沟通时可由主持人介绍其专家身份、具有的丰富事件处置经验，并在发言中表达积极、主动的态度等以赢得公众信任。

三、向公众表达同情或关注——凸显性别优势

作为男性发言人，以阳刚、果敢、担当的形象出现于公众面前，易于获得加分。可以赢得公众对于相关话题的信任。外交部发言人中，曾有多位男性发言人，如孔泉、朱邦造、秦刚等都有良好的公众形象，在回应一些"硬"的外交问题时，表态坚决、有力，受到公众的喜爱。而一些女性发言人，如外交部的章启月、华春莹、北京市政府的王惠等，以其智慧、优雅、有内涵的知性美形成了杰出女性的形象"标签"，并同时兼有母亲的慈爱与献身精神，这些特质使女性发言人在沟通中能够脱颖而出。在突发事件沟通中，将性别身份化为优势，不吝展示自己女性"柔"的一面或男性"阳刚"的一面，强调理解公众的紧张情绪，表达自己与公众感同身受的情感体验，表现出信息与决心和力量，更易于获得公众的同情、理解和支持。

四、关注、疏导公众舆情——春风化雨润无声

一位优秀的发言人应善于做好组织内部上、下的沟通，及组织的横向沟通，加强对公众舆情的了解，及时发现群众关心的重大问题，并将之化解在萌芽之中。同时，注意对媒体舆情的关注，如阅读博客、论坛与工作相关的发言，发现潜在的危机苗头，及时、快速、有效处置应对。对沟通者工作的衡量，不应以处理了多少媒体事件、突发事件为准，而应以媒体事件、突发事件的数量减少、公众满意度的提升为最终评价标准。

要以柔克刚，发言人与他人沟通交流，要易于拉近和沟通对象的距离，增强沟通对象对组织的认同感和归属感。在协调发布上，常常能通过劝导、说服等人性化的手段，缓和组织内外的矛盾，平衡各方面的利益，激发他人的合作心理，调动积极性和主动性，从而提高整个组织的工作效率。

五、加强日常与记者的交流——我愿意提供帮助

发言人要加强与媒体记者或沟通对象的日常交流。要善于日常从媒体采访申请中发现舆情，在突发事件中提供充足的媒体信息，为媒体提供培训、学习、讨论机会，如提供到医院换位实践机会、组织记者模拟演练发布会，增进记者对医疗卫生工作的深入了解，并促进换位思考。同时，也可以组织优秀新闻评比或展示、出版优秀健康报道集，对优秀记者的工作给予鼓励等。

案例 6-1　央视专访《发言人面面观》实录（节选）

主持人：当电视画面里出现这件事儿（《天价住院费》）的时候，您的心里边是一个什么样的感受？

发言人：感受挺复杂，应该说这件事情是我们在试行这个例行发布会的时候，几乎每月这个问题都会被提到。

发言人：就是媒体关于这件事情有很多报告，但是对这件事情真正的调查，应该说又比较复杂，虽然说有关部门投入了很大量的人力做这个事件的调查，但是仍然离媒体所急需要知道这个结果有一个时间差，我在发布会上更多的是代表卫生部对这个事件进行表态，因为没有结果出来之前，我很难对这个事件做一个比较全面的介绍。

主持人：可是记者一定会针对具体问题去追问，而您只能是以表态的这个方法来面对，那时候会觉得很无奈，会觉得力不从心吗？

发言人：就感觉到我们在现在的这种媒体环境下，确实我们的工作方式与媒体之间的这种从模式上，从时间差，这个矛盾比较突出。

主持人：什么叫作跟媒体之间的时间差？

发言人：我想由于跟记者接触的时间长了，也知道媒体运作的这么一个规律。当事件发生的时候他们希望在最短的时间内得到跟这个事件有关的信息，但是作为行政部门，按照自身的工作模式，按照其运作

的程序，在时间上远远赶不上媒体的需要，作为发言人夹在中间就是两头受气。

主持人：您曾经说过，作为发言人对外是表态，但是对于本系统你就应该像一个记者那样，去找素材，找资料，在针对天价药费这件事情的时候你是这么做的吗？

发言人：是的，我为了把这个事件的情况能跟媒体讲得全面、具体，我也尽可能地了解这个事件里边的一些细节，因为每一个细节都可能成为一个提问。

主持人：了解情况您是这样去做了，但并没有在发布会上把您所掌握的，当时掌握的信息更新的状态来跟媒体去公布，这又是因为什么？

发言人：我个人觉得在这个信息发布过程中有两类信息，一个就是这个事件公众非常关注，需要对这个事件的进展情况有一个了解，要给公众告知。再有一个，如果这个事件的结果出来了，这实际也是公众关心的信息。它的调查结果出来之前，作为发言人，我也是无奈地等待。

主持人：因为在天价药费当中，大家听到很多猜测，比如说是不是这个病人家属和上层有关系，否则他们家的事儿怎么能够卫生部都派了调查组去了，等等，这些猜测，或者说一些谣言，我们可不可以归结为没有更新地去向对外公布进行性的信息而造成的？

发言人：我可以说直到现在我们都在回顾研究这么一个案例，在这个事件的信息发布过程中我们还有哪些问题，你刚才提的我认为，确实我们应该研究，明显的我们的工作进程和媒体要求有距离的情况下，而且不断地有一些我们认为需要去纠正的一些信息出来的时候，应该怎么办，是我们面临的一个问题。

主持人：作为发言人您追求完美的话，是追求既让所属部门满意，让媒体满意，也让公众满意，这是理想状态。如果做不到，每次站在这个新闻发布台上的时候，你的底线是什么？

发言人：我的底线就是告诉大家事实和真相。

第五节　发言人培训原则及设计

世界卫生组织制订的《突发事件沟通规划指南（2008 版）》［*WHO Outbreak Communication Planning Guide (2008)*］中列出制定突发事件沟通规划的 7 个步骤，其中一个重要步骤是培训以及评估。可见，培训是发言人制度建设不可或缺的一环。只有重视日常培训与学习，才会在突发事件新闻发布实践中得心应手。

一、发言人培训设计的总体原则

发言人培训不只针对发言人开展培训，各科室负责人、通讯员、内部记者等支持人员都需要接受培训，要把新闻宣传纳入业务培训体系之中。针对新闻宣传制度建设各个阶段面临的不同问题、不同侧重点开展培训。有针对性地开展上岗培训、定期轮训、专题培训和全员培训。比如，各级处室一把手每年接受 1 次新闻宣传专题培训；新任新闻工作负责人、新闻发言人、新闻宣传工作人员任职第一年至少接受 1 期培训，自任职的第二年起每年至少接受 1 期定期轮训。为保证新闻发布制度的有效建立与运转实施，将新闻宣传培训纳入业务培训内容，每年至少举办 1 次本机构全员参加的普及培训。最好建立发言人辅导机制，成立风险沟通专家组，提供新闻宣传技术指导。有条件的建立新闻发言人沟通网络，如建立发言人微信群、QQ 群等，促进学习互动与经验交流，巩固培训成果。

可根据培训对象对新闻发布工作了解与参与程度举办初、中、高级培训班。如针对普通工作人员或新闻宣传工作新任职者，举办初级培训班，以培训理解媒体传播规律，熟悉新闻宣传制度，树立新闻宣传工作理念为主；对有一定新闻宣传工作经验者举办中级培训班，以培训提升新闻传播理论基础、新闻发布与接受采访实践技能为主；对于重点部门、重要岗位的新闻宣传工作负责人举办高级培训班，以培训如何做传播策略设计、提升传播效果为主。

首先，可集中同质性的培训对象来设计新闻宣传培训班。根据培训对象业务内容不同，后勤、行政、医技、医疗业务等科室分别开展新闻宣传培训，由于学员同质性强，可设计课程集中探讨自身工作中常见案例，有助于提升培训效果。

其次，设置侧重不同培训内容。经常举办培训班难免主题相近，但每次可以有不同的侧重，会使培训更深入、有效。如有的侧重制度建设，重点为新建新闻发布制度提供技术支持，可以组织新闻发布制度解读、新闻稿件撰写、微信编辑培训；有的侧重舆论引导，举办舆论引导及风险沟通能力培训班，重点开展旨在提升医疗行业形象、构建和谐关系的新闻宣传技能培训，如突发事件案例讨论、接受电视采访课等；有的侧重提升传播力，举办健康传播培训班，培训新媒体环境下的传播策略、健康传播技巧等。

他石 6-2 世界卫生组织西太区风险沟通培训课程

2011年世界卫生组织在马来西亚举行风险沟通培训，西太区各国派员出席，与会人员约80人，笔者作为中国代表团成员参加。此次培训整体设计上注重互动性、参与性，非常形式有助于各国取长补短，并迅速统一思想。

有别于国内培训课程的专家单向授课为主，此次授课时间短、互动时间长，3～4位发言者兼培训师资围绕不同主题，每位只讲15～20分钟，之后各小组讨论1～1.5小时，给每位与会者充分的发言机会。

围绕纪实短片开展讨论也是有效的培训形式。会议上播放了一个6分钟视频短片，讲述某阿拉伯国家农贸市场上，全部由妇女、孩子从事生鸡的宰杀与交易，卫生条件不够，存在禽流感传播的巨大隐患。短片记录了从事宰杀工作的妇女与国家工作人员的对答，充分表现出对禽流感防范措施不理解、不接受甚至愤怒情绪，生动直观地反映了在制订健康安全政策及开展风险沟通时必须要面对的宗教、传统观念、经济挑战，引起了与会者的讨论甚至争论，并在争论中达成共识。

二、发言人培训设计的八个步骤

发言人培训班设计是指培训组织在培训需求调查的基础上，就培训课程设计和授课指导方面所做的一切工作。培训课程开发是课程形成、实施、评价和改变课程的方式和方法，它是确定课程、改进课程的活动和过程。值得注意的是，这是一个可持续发展而且可以变通的过程。课程开发也是对课程的结构、基本要素及这些要素的组织顺序或形式的设计，这些要素一般统领在课程目的及评价程序之下。以下是培训班设计的八个步骤。

步骤一：提前调研分析培训需求

培训需求分析是课程设计者开发培训课程的第一步。进行培训需求分析的目的是以满足组织和组织成员的需要为出发点，从组织环境、个人和职务各个层面上进行调研和分析，从而判断组织和个人是否存在培训需求以及存在哪些培训需求。具体方法有：抽样问卷调查法，比较适合于向大规模人群的培训；定性访谈法，有助于深入了解参训人员在媒体沟通、新闻发布方面面临的具体问题，以设计有针对性的课程内容。

步骤二：科学确定培训课程目的及目标

只有明确培训课程的目的，才能确定课程的目标、范围、对象和内容。确定培训课程目的的依据是培训主办方举办培训的指导思想及拟实现的结果，同时结合需求调查的结果及所持预算，进行综合设计。目的不能定得太多，否则在现实资源不够的情况下，容易使培训效果如蜻蜓点水流于形式。

培训课程的目标是说明员工培训应达到的标准。它根据培训的目的，结合上述需求分析的情况，形成培训课程目标。目标应具体，易于衡量。如使参训人员掌握组织新闻发布的基本要求；使参训人员能够回答三种以上挑战性提问；使参训人员学会道歉的基本要领等。

　　培训目标需要根据培训人员情况及希望培训提供的效果、结合培训时长有效设定。以下是一些常见的培训目标：经过培训的人员应该掌握新闻发布的基本原则；掌握新闻传播的基础理论；舆论学、风险沟通的基本知识、沟通技巧等并能灵活运用；了解电视、广播、报纸等媒体的不同特点，掌握不同媒体对信息的不同需求，能够制作、提供准确、有效、全面的沟通信息；掌握日常新闻发布、突发事件情况下的新闻发布特点和注意事项等，能够面对摄像镜头开展新闻发布；具备正式场合与非正式场合与媒体记者沟通的技巧。

　　要有效确定发言人培训目标，就需要了解参加培训人员的现状、需求等。设计调查问卷是有效的培训前沟通方式。

　　步骤三：根据目标进行课程整体设计

　　课程整体设计是针对某一专题或某一类人的培训需求所开发的课程架构。进行课程整体设计的任务包括确定费用、划分课程单元、安排课程进度以及选定培训场所等。要做到课程的专业性、综合性与学习深度相结合。

　　发言人培训的时长受制于工作要求。最佳的培训时长一定是适合于培训和人员能离开现实工作的时长。短期培训一般3～5天。建议脱产封闭培训。如果机构全员培训，可以半天到一天。要深入系统学习新闻发布、传播学的理论与实践的话，就有必要举办长期的学习班，如1～2年，利用周末及节假日进行，可与高校共同组织，设计健康传播学历或学位教育。

　　有条件的单位可通过网络开展卫生新闻宣传在线培训。自行打造在线培训平台，设计、开发、录制3～5门核心在线培训课程，如，如何接受记者采访，新闻发布实践，如何选取新闻点等，把网络学习作为部门工作考核的依据之一，可有效提高培训覆盖面和培训资源利用率。也可依托现有平台开展在线学习。

　　步骤四：结合整体进行课程单元设计

　　课程单元设计是在进行课程整体设计的基础上，具体确定每一单元的授课内容、授课方法和授课材料的过程。

　　课程单元设计的优劣直接影响培训效果的好坏和学员对课程的评估。在培训开展过程中，作为相对独立的课程单元不应在时间上被分割开。

　　单元设计由课程主办方结合培训目标与培训大纲、师资特长等先行设计，并与师资做好沟通，以尽可能实现该课程教学目标。有时所要求的课程目标与所邀请师资的专长不一致，这时就要考虑调整人选或更换课程。需要注意的是师资不要过于同质化，使师资的研究背景、实践经历、教学内容充分互补，有助于获得更好的培训效果。

　　师资邀请是培训班举办的重要一环，应至少提前一个月邀请、通知师资以做好充分准备，为课程专门设计相应的内容。也可提前提供案例给师资，以提高课程的针对性。高校新闻传播学院、传播研究所、健康教育机构、疾病预防控制中心等部门，以及相关业务部门开展新闻发布较早的机构、发言人，一些社会舆情研究机构资深人员等均可根据需要邀请作为师资。

　　步骤五：培训资源整合与储备。

　　准备培训教材。选取或组织编写发言人培训教材。可从国内现有新闻传播、发言人培训教材中选择。具备一定人才与实践基础后，关注研究新闻宣传工作的新动向，不断发现新闻宣传工作新典型，组织擅长沟通的中层干部组成编写小组，完善培训大纲和教材体系，采用典型调研、需求评估、专家咨询等科学手段，结合实践编写、修订，确保符合本机构新闻宣传实际需要，具有针对性、实用性和易用性。

　　建立培训师资库。根据本单位培训需要，完善师资资质评估体系，发掘、培养、储备、启用优秀师资，建立完善的师资准入、退出机制。师资需要具备新闻发布理论、实践经验，可从行政或事业单位资深发言人、高校师资、媒体负责人中选取，日常与师资建立良好的互动关系，建立并逐步完善培训师资库。除培训外，也可在突发事件中听取专家建议。

　　步骤六：培训设计中的阶段性评价与修订

　　在完成课程的单元设计后，需要对需求分析、课程目标、整体设计和单元设计进行阶段性评价和修订，以便为课程培训的实施奠定基础。可将课程发给部分参训人员，听取其意见。

　　步骤七：实施培训课程

即使设计了好的培训课程，也并不意味着培训就能完全成功。如果在培训实施阶段缺乏适当的准备工作，也是难以达成培训目标的。实施的准备工作主要包括培训方法的选择、培训场所的选定、培训技巧的利用以及适当地进行课程控制等方面。

培训方法有多种，可以推陈出新，在专家讲授外，采取情景模拟发布、小组案例讨论、角色扮演（扮演记者与发言人，两人一组采访）、桌面演练、新闻发布摄像实战等。

在课程实施过程中，请参训人员参与课程的组织与管理，比如指定几位学员任小组长负责课程内的互动环节组织；邀请学员兼任课程主持人，每节课一位，使大家有当众说话的机会；任命学习委员负责收集学习反馈；邀请 2 ~ 3 名学员作每日学习小结等。

也有一些发言人培训，为增强班级凝聚力，编写培训班刊，配上图片及课程主要内容、学员学习收获等，都是非常好的实践。

步骤八：培训后进行课程总体评价

培训课程评估是在课程实施完毕对课程进行的总结和判断，重点在于确定培训效果是否达到了预期的目标，以及受训学员对培训效果的满意程度。要求学员填写培训效果评价表，收集并分析。现场工作人员参照师资授课评分表，客观评价授课师资的研究积累、内容选取、课件制作、表达方式、适用程度及授课效果，并录入师资库。

他石 6-3　危机传播与风险沟通培训需求调查问卷

卫生部 / 世界卫生组织危机传播与风险沟通研讨会
会前调查问卷
××××年 4 月 15 ~ 17 日，北京

调查目的：本调查旨在协助我们了解当出现公共卫生突发事件时您与公众

沟通时所遇到的困难。您的回答将为研讨会和 WHO 确定未来沟通工作方向作参考。我们将为每个人的答案保密。但所有答案的统计结果将在研讨会上进行讨论，并可能会用于其他地方。

完成调查：可同时提交多个答案。鼓励提供更多的信息，请在空白处写下您的建议。

Ⅰ．职责

1. 您的工作？

a) 沟通官员

b) 传染病专家

c) 其他公共卫生或沟通职责，请指明：＿＿＿＿＿＿＿＿＿＿＿＿＿＿＿＿

2. 您的教育背景？

a) 传播或新闻

b) 技术，公共卫生

c) 其他，请指明＿＿＿＿＿＿＿＿＿＿＿＿＿＿＿＿＿＿＿

3. 公共卫生沟通活动是：

a) 我的核心职责

b) 我职责的一部分

c) 我核心职责之外的工作

d) 其他，请解释：＿＿＿＿＿＿＿＿＿＿＿＿＿＿＿＿＿＿

4. 您过去是否参与处理过疾病暴发或公共卫生危机事件？

a) 是，经常

b) 是，但很少

c) 否，从未

d) 如果是，请解释：＿＿＿＿＿＿＿＿＿＿＿＿＿＿＿＿＿

5. 您所负责的特定的公共卫生沟通活动是：

a) 媒体发言人／媒体关系

b) 撰写信息

c) 社会动员规划和实施

d) 舆情分析与研究

e) 突发事件练习或模拟

f) 国家、区域或国际沟通协调

g) 其他，请指明_____

6. 您或您的工作人员愿意接受以下额外的培训：

a) 媒体关系

b) 社会动员或行为改变

c) 风险沟通理论

d) 练习或模拟演练

e) 其他，请指明_____

Ⅱ. 公众沟通

1. 您所在区域／领域最有效的公众沟通手段是什么？

a) 广播电台

b) 电视

c) 印刷物

d) 其他，请指明_____

2. 您所在部门新闻负责人是否参与危机控制管理决策会议：

a) 否，从不

b) 是，但很少

c) 总是

d) 补充意见_____

3. 在具有政治和经济意义的引人关注的疾病暴发时，谁负责向公众提供关于突发公共卫生事件的信息？

a) 卫生部的技术专家

b) 新闻主管官员

c) 卫生部长

d) 卫生部以外的部门 / 官员。请指明：_____

4. 您所在单位通常何时首次公布某次疾病暴发或其他公共卫生危机信息？

a) 及早，即使信息尚不完整和可靠

b) 当媒体开始报道时

c) 当事实十分清楚时

d) 其他，请指明：_____

经验台 6-5　全国省级发言人培训课程方案

1. 培训对象　省级新闻发言人。

2. 目的

（1）使省级新闻发言人能更好地掌握风险沟通原则。

（2）使省级新闻发言人能更好地驾驭媒体采访。

（3）使省级新闻发言人能通过恰当的沟通更有效地减轻公共卫生问题的影响。

3. 目标

第一天主题

（1）建立信任：学员将能运用三种沟通方法，应对各种受众、在卫生厅内外建立信任。

（2）告知不确定性：学员能在发生突发性公共卫生事件时运用三种沟通方法，精确表达不确定性。

（3）应对通过网络等渠道传播的谣言：学员能够区分并应对可能给公众造成困惑与不信任的谣言。

第二天主题

（1）消除误解：学员能运用三种沟通方法，尽力消除误解或更好地向媒体澄清科学问题。

（2）面对合理批评（道歉）：学员能够应用三种沟通方法，正确面对并处理好合理批评（包括如何道歉）。

（3）满足境外媒体的需求：学员能够制订沟通计划、以满足境外媒体的特殊要求。

4．培训安排

（1）时间：为期2天。

（2）地点：略。

（3）培训支持：略。

（4）培训场地要求

1）演播室——电视演播室，配备3台摄像机（即大会议室，可容纳80名学员）。

2）培训室A——中会议室，可容纳30名学员和6名讲师及助理（配备笔记本电脑、投影仪和幕布）。

3）培训室B——中会议室，可容纳30名学员和6名讲师及助理（配备笔记本电脑、投影仪和幕布）。

5．培训方法

（1）培训日当天开始和结束时，学员集合在一起。

（2）学员共分成3组，10人一组。第二天可重新编组，但当天小组成员不得变动。

（3）培训课共有6节，内容各不相同，分别向全体学员讲授6大目标。

（4）每节课都有一个重点目标，在培训需求分析结果上表现为培训需求。

（5）每节课都有一个简短的讨论环节，随后是互动式情景分析练习。

（6）培训班安排了2次"出镜"练习课，每位学员均需完成。第一天和第二天各一次。

表 6-2　全国省级发言人培训课程表

时间		活动	讲师 / 主讲人	学习顾问	地点
第1天	8：30 ~ 9：00	欢迎辞、破冰活动、互相介绍、培训简介	略	—	培训室 A
	9：00 ~ 9：45	风险概述 / 疫情信息沟通为什么要学习这些内？	略	—	—
	9：45 ~ 10：00	茶歇 / 合影	—	—	—
	10：00 ~ 12：00	第1组 主题3： 应对通过网络等渠道传播的谣言	略	中方人员	培训室 B
		第2组 主题2：表达不确定性	略	略	培训室 A
		第3组 主题1：建立信任	略	—	演播室 / 放映室
	12：00 ~ 13：00	午餐	—	—	—
	13：00 ~ 15：00	第1组 主题2：表达不确定性	略	中方人员	培训室 A
		第2组 主题1：建立信任	略		演播室 / 放映室
		第3组 主题3：应对通过网络等渠道传播的谣言	略	略	培训室 B

经验仓 6-6　发言人培训专题模拟情境练习

主题 1：建立信任

1. 讲师：略。

2. 目标：学员能够运用建立信任的三种沟通方法。

3. 培训地点：演播室。

4. 内容简述：信任并非通过一次采访或一次新闻发布会就能够建立，而是需要一段时间的培养。

5. 课程目标：本课程将讲授建立信任的三种沟通方法。

6. 媒体互动训练：一对一电视采访。

7. 练习：请学员列出两到三种其所在部门能在一段时间（几个月）内提高地方、全省、全国以及全球受众信任的方法。请学员制定提高其部门信任度的计划。请学员按其计划接受一对一模拟电视采访，并依照模拟情境（以往的低效沟通以及大型公共卫生事件的潜在威胁），与公众沟通。学员必须在采访中运用建立信任的沟通技巧，并清晰说明未来数月中其在沟通方式上的改变。

8. 模拟情境：3个月前，贵省在全省范围内分发一种新型疫苗。地方疾病预防控制中心收到了几起不良反应的报告，现在这一情况被地方媒体曝光。公众普遍认为贵部门未对此采取及时、负责的措施。你们所面临的威胁是，当再次出现突发性公共卫生事件时，公众可能不再听从你们的建议。贵部门以及当地疾控中心已经计划在8个月内推出新疫苗，因此需要重获公众的信任。你要如何改变贵部门与公众沟通的方式、以求在新疫苗推出前建立公众信任？

主题2：表达不确定性

1. 讲师：略。

2. 目标：学员能在发生突发性公共卫生事件时使用三种沟通方法表达不确定性。

3. 培训地点：培训室A。

4. 内容简述：公共卫生事件发生初期会存在一些不确定因素。要等到获取全部信息之后才与公众或媒体沟通，为时已晚，且会以许多生命为代价。

5. 课程目标：本课程将讲授三种在公共卫生事件突发时表达不确定性的最佳沟通方式。

6. 媒体互动训练：媒体突击采访。

7. 练习：学员将学到最基础的电视信息开发（"片花"）技巧，在10秒钟内说清全部信息。学员将进行一次模拟突击新闻采访（例如，假装在离开办公室时突然遇到 7 名记者，他们就刚刚发生的公共卫生事件的诸多不确定因素进行提问）。

8．模拟情境：在你所生活工作的城市中，一家工厂发生了化学品泄漏，造成 3 人死亡，多人有吸入或接触化学物质而导致烧伤的可能。城市面临着危险。化工厂附近的社区居民已经疏散。这是你目前获得的全部信息。

主题 3：应对通过网络等渠道传播的谣言

1．讲师：略。

2．目标：学员能够区分并应对可能给公众造成困惑与不信任的谣言。

3．培训地点：培训室 B。

4．内容简述：随着互联网和短信使用率的飞速增长，社交媒体网站的发展，各种谣言也日益增加。为了抵制谣言，公共卫生部门必须紧密关注谣言来源，随时准备发布恰当信息。

5．课程目标：本课程将讲授一系列区分和应对谣言的最佳方式。

6．媒体互动训练：电话采访。

7．练习：学员所面对的情境是通过社会媒体网站和短信广泛传播的一个公共卫生事件的谣言。不仅谣言是不真实的，听信谣言的人也可能遭受健康威胁。学员需要设计一个沟通计划，以消除谣言、传播真实的公共卫生信息。请学员为指定媒体撰写一份通讯稿，并接受一个拥有大量年轻用户的网站的电话采访，采访者是个缺乏经验的年轻人。练习的目标是采访者在其报道中充分反映出学员想表述的核心信息和信息传播计划。

8．模拟情境：你所在的城市近期出现了霍乱暴发的传闻。这一虚假消息主要是通过网站、博客和短信传播的。有消息说市内的数家医院中已有十余人死于霍乱。真实的情况是，市内过去确实出现过霍乱疫情，但已采取严密措施，谨防霍乱的再次暴发。你的任务是消除谣言，着重宣传你们的防控战略。

主题 4：消除误解

1．讲师：略。

2．目标：清楚说明你的意见为何与对方不同（刻板印象）。如何告知记者不掌握的信息盲区，化解误解。学员能运用三种沟通方法，以彻底消除误解或更好地向媒体澄清科学问题。

3. 培训地点：培训室 B。

4. 内容简述：公共卫生问题经常受到误解 。造成误解的原因很多，比如事件形势多变、媒体采访的是贵单位以外的专家、问题所涉及的科学本身较为复杂，给缺乏专业知识的公众带来迷惑。

5. 课程目标：本课程将讲授三种消除误解或向媒体说明科学问题的最佳方法。

6. 媒体互动训练：现场一对一采访。

7. 练习：学员所面对的情境是一种复杂的传染性疾病的暴发。学员将学习三种发布信息的最佳方式，预测媒体提问（采用媒体最常提的问题），并通过模拟直播式（不经过编排）一对一采访，简要直接地回答媒体的问题。

8. 模拟情境：贵省的城市地区艾滋病病例在日益增多。人们认为是外来务工人员首先发病并前来就诊的，因此要求他们离开居住场所并离开这座城市。这给所有外来务工者带来了歧视。事实上，没有证据表明多数病例与外来务工者有关，而新增病例很可能是按照常住人口与流动人口的数量比例分布的。昨日，有媒体报道说这种疾病只在外来务工者中出现。你必须指出错误，澄清科学事实。

主题 5：面对合理的批评（道歉）

1. 讲师：略。

2. 目标：学员能够应用三种沟通方法，正确面对并处理好合理批评（包括如何道歉）。

3. 培训地点：演播室。

4. 内容简述：有了及时、开诚布公的信息沟通，通常发言人不会遇到来自媒体或公众的直接批评。然而错误难免发生。公众会提出直接的批评，这是合情合理的。有时为了使公众的注意力不再放在以往的失误上，而是听取贵部门的重要建议和最新信息，道歉是必不可少的。

5. 课程目标：本课程将回顾一系列沟通方法，帮助发言人面对直接的批评，恰当回应观众，必要时进行道歉。

6．媒体互动训练：新闻发布会直播。

7．练习：学员所面临的情境是他们所在的公共卫生部门因一时疏忽产生了失误，此举给当地和周边社区的利益造成了危害。失误已既成事实，而媒体的连番报道助长了公众的疑虑。公众和媒体都很愤慨，要求有关部门道歉。请学员准备一下，为新闻发布会起草一份简短发言稿，并回答媒体提问。

模拟情境：某省一家医院因不合理收费被媒体曝光。媒体报道称，记者已经找到证据证明医院的财务人员挪用公款。当地居民非常愤怒，13 名曾在医院就医的居民拿着账单到医院质问是否多收了费用，并要求严惩违规人员。省卫生行政部门对此进行了调查，发现多收费问题是由电脑收费系统软件出错造成的，但同时也确实发现了医院部分员工挪用公款的现象。

主题 6：满足境外媒体的需求

1．讲师：略。

2．目标：学员能够制订沟通计划、以满足境外媒体的特殊要求。

3．培训地点：培训室 A。

4．内容简述：随着 2008 奥运会的成功举办以及中国经济实力的不断增强，全球媒体对中国给予了越来越多的关注。境外媒体在寻求更多关于中国、中国人民及中国文化的新闻。有趣的新闻成了报纸和广播媒体商业板块的卖点，但有趣的新闻通常不是什么好新闻。中国要成为国际新闻的焦点，其发言人就必须做好与境外媒体打交道的准备。

5．课程目标：本课程将讲授一系列满足境外媒体需求的最佳实践。

6．媒体互动训练：一对一采访直播。

7．练习：学员所面临的情境是，当地某居民似乎是一起国际耐多药结核疫情的焦点。境外媒体对此很感兴趣。你的任务是为发言人提供论据，撰写论点以回应境外媒体。学员必须通过模拟（不经编排）一对一采访直播，对媒体提出的问题进行直接而简要的回答。

8．模拟情境：你接到一份报告说，附近医院有一名病人接受了耐多药结核

（MDR-TB）测试，结果呈阳性。病人已被隔离并正在接受治疗，人们担心病情会扩散到他人。病人是一名29岁的女性导游，她的工作通常是接待来自北美和欧洲等地的英语游客团。在过去6个月中，她大概接待了8个旅游团，各为期2周，游览了北京、西安、桂林、上海等地。根据导游职责，她与游客接触密切。在过去的几天里，媒体追踪了几名感染了相同耐多药结核病毒的西方患者，发现很可能与中国之行有关。目前，境外媒体正在向贵省寻求信息。

经验谈 6-7　新闻发布会实战演练流程

一、模拟演练流程

新闻发布是一项需要反复实践的工作，因此实战演练课程是发言人培训必不可少的重要部分。以下为新闻发布实践演练流程。演练时间共计120分钟。

1. 演练介绍及知识回顾，介绍发布情景（25分钟）。

2. 模拟发布模块（45分钟）。

（1）A组开始新闻发布，D组及B、C组提问（15分钟）。

（2）B组开始新闻发布，D组及A、C组提问（15分钟）。

（3）C组开始新闻发布，D组及A、B组提问（15分钟）。

3. 课间休息（10：40-10：50，10分钟）。

4. 回放演练录像（根据现场条件选用）。

5. 分析点评模块（30分钟）。

（1）点评嘉宾分析、评价（15分钟）。

（2）现场互动（15分钟）。

6. 主持人或点评嘉宾总结（11：25-11：30，5分钟）。

7. 现场硬件配置

（1）带闪光灯照相机若干台，摄像机1台（根据现场条件可配备演练录像实时播放）。

（2）授课电脑一台。

（3）话筒 4 支（其中移动话筒 2 支）。

（4）投影仪一台（用于辅助发布、回放模拟发布会等）。

（5）讲台布置：模拟发布环节为讲台式，设 4 套桌椅。

二、模拟演练任务

准备阶段发布组需要就分工、角色、信息发布内容等进行充分的组内讨论。根据演练方案所给出的情景，以特定中心的身份制订应对计划，准备召开新闻发布会。至少需要完成如下工作：

1. 确定发言人及主持人。根据所欲发布的信息，可确定一名或多名发言人。可指定一名主持人，有时也可不设主持人，而由发言人自己主持。

2. 确定发布主题。一场新闻发布会应有明确的主题，围绕主题有若干信息。这些信息应具有新闻价值。

3. 写作新闻通稿。就新闻发布会的主题，写作一篇新闻通稿。新闻通稿包括发布会所欲发布的主要信息及相关背景数据资料等，一般用于发放给前来参加发布会的媒体记者。（演练时交给主持人）

4. 预测记者问题。新闻发言人及其团队应提前预测记者可能会提出的问题并拟订口径，减轻现场问答时的压力。

5. 制作回答口径。充实发布信息，并精确措辞，确定各类问题的基本表述。

6. 组内模拟答问。组内可以进行模拟答问，使发言人完善表达的同时，做好实战演练的心理准备。

7. 台下观众在准备阶段应充分了解两个演练方案的场景，设身处地想象记者及事件中利益相关者的心情和心态，自设媒体身份，准备问题以便发布会现场提问。

三、发布会实战演练流程

在演练主持人宣布开始后，模拟演练现场即交由指定发布组把控。演练发布流程大致如下：

发布组所指定的发布会主持人宣布发布会开始，并介绍发布会时长、发言人身份等基本信息。

由发言人根据发布会主题做简短的信息发布。

请现场记者提问。设主持人时，一般由主持人宣布问答规则，如每人只能提一个问题等。一般主持人还负责现场"点"记者，根据主持人示意，工作人员传递话筒。

发言人回答记者问题：

根据发言人的要求，主持人可结合现场气氛、信息发布节奏把握发布会进程，适时宣布发布"最后一个问题"及发布会结束。

主持人及发言人需要妥善处理现场突发情况以及发布会结束后可能出现的追问。

向与会人员致谢。

经验台 6-8 培训效果评估表

表 6-3　培训效果评估表

第　天培训课程

评价	完全同意	同意	中立	不同意	完全不同意
今天的培训达到了我的预期					
课堂鼓励参与性和互动性					
有足够的时间提问和讨论					
我能够将课程上学到的知识加以运用					
确立并遵循了课程的训练目标					
课程的内容条理清楚并易于学习					
课程的场景资料恰当并且实用					
课程的模拟新闻发布会练习恰当并且实用					

附录：卫生健康系统新闻宣传培训大纲

一、培训目的

通过培训，使各类卫生健康人员掌握卫生健康新闻宣传及管理工作的基本理论、基本方法和基本技能，增强新闻宣传和公共关系意识，提高卫生健康新闻宣传常态管理和突发公共卫生事件舆论引导处置的组织协调能力，达到卫生健康新闻宣传及管理岗位的要求。

二、培训对象

各级卫生健康行政机构及医疗机构、疾控、监督、健康教育、血液中心／血站机构负责人、新闻发言人；新闻宣传主管领导；卫生健康新闻宣传工作人员；各级卫生健康行政及各类专业技术人员。

三、培训方法

（1）培训形式。根据实际情况，主要采用短期集中培训形式，也可根据需要采取国内考察、出国（境）考察和交流等形式。

（2）教学方法。以课堂理论讲授、模拟演练为主，可采用专题讲座、案例分析、小组讨论等方式。

（3）学时安排。总计 36 学时。

四、培训内容与要求

（一）卫生健康新闻宣传工作概述与相关理论

1. 应掌握内容

（1）新闻工作的意义与地位；新闻工作的职能与发展；新闻发言人制度及信息发布机制；新闻办公室工作流程；新闻人才队伍建设。

（2）我国新闻制度解读；新闻管理机构的设置与职能；新闻业务单位的分类与特点。

（3）我国媒介传播特点：平面、广播、电视、社交媒体及新媒体的特征；不同媒介信息传播特点；不同媒介的受众情况。

（4）卫生健康系统媒体应用现状：卫生健康新闻的输出方式；卫生健康行业媒体、卫生健康新闻在多种媒介中的传播特征；卫生健康新闻的传播现状。

2．应了解内容

（1）新闻宣传有关法规与文件：信息公开制度、新闻发言人制度；医药卫生健康领域有关法规与文件，如《突发公共卫生事件应急条例》等。

（2）新闻道德与法制新闻出版自由、新闻职业道德与职业规范。

（3）信息传播的规律：新闻信息、舆论信息、宣传信息、广告信息的传播规律。

3．应了解内容

（1）新闻的本质与特性：新闻与宣传的区别、新闻与舆论的区别、新闻价值的要素、新闻的真实性原则、新闻的客观性原则；新闻理论动态、演进与发展。

（2）传播学常用理论：5W 理论、把关人理论、"议程设置功能"理论、"知识沟"理论、"沉默的螺旋"理论、有限效果理论。

4．参考学时：8 学时。

（二）卫生健康新闻宣传工作方法与技能

1．应掌握内容

（1）舆情监测的意义；舆情监测流程：媒体报道分析、网络舆论收集、调研访谈核实等；舆情影响因素及舆情研判。

（2）媒体沟通的形式；发布会的主题确定、组织，新闻发布会流程及注意事项。

（3）新闻发言人的基本素质；如何寻找新闻点；如何接受电视、广播、报纸采访；接受采访前的准备、表达的基本要素及注意事项。

2．应熟悉内容

（1）舆情报告的撰写：舆情报告的体例、舆情报告的语言特征、舆情报告中数字与图表的应用。

（2）新闻稿的写作：如何确定主题、新闻稿写作技巧、如何提炼标题、如何编辑稿件。

（3）传播效果评估方法：影响传播效果的因素；提升传播效果的途径；促进与完善机制的建立。

3．应了解内容

（1）电视新闻／专题片制作：如何策划选题、如何选择画面、如何使用拍摄机器、如何进行后期制作。

（2）图片摄影技巧：如何策划选题、如何选择画面、如何使用摄影机器、如何进行后期编辑。

4．参考学时：12学时。

（三）不同情境下卫生健康新闻宣传管理与舆论引导

1．应掌握内容

（1）风险沟通的概念与原则；风险沟通技巧；风险沟通预案制订与注意事项；风险沟通模拟演练。

（2）突发公共卫生健康事件的传播特点；危机传播的不同阶段及特征；危机传播准备、策略拟订、实施及评价；突发公共卫生健康事件沟通案例分析。

（3）舆论引导方法：舆论的本质和特征及生成过程、舆论的种类与功能、舆论制造手段、驾驭舆论的技巧与技能。

2．应熟悉内容

（1）公共关系基础：公共关系概念与原则，公共关系种类与特征，机构公共关系图谱拟订。

（2）日常卫生健康传播工作特点及要求：卫生健康政策传播、健康知识传播、正面典型宣传。

（3）媒体关系管理：媒体日常采访接待；媒体激励方法；失实报道处置。

3．应了解内容

（1）公关活动策划技巧：典型人物宣传策划；公益健康活动策划；多种文艺形式宣传策划。

（2）健康传播的概念及基本方法。

（3）健康促进及健康教育的概念及基本方法。

4．参考学时：16学时。

参考文献

1. ［美］约瑟夫·哈里南. 错觉［M］. 赵海波，译. 北京：中信出版社，2009.

2. ［法］勒庞. 乌合之众：大众心理研究［M］. 2版. 冯克利，译. 桂林：广西师范大学出版社，2011.

3. ［美］卡斯·R·桑斯坦. 谣言［M］. 北京：中信出版社，2010.

4. ［美］丹尼斯麦奎尔. 受众分析［M］. 刘燕南，等译. 北京：中国人民大学出版社，2009.

5. ［美］沃尔特·李普曼. 公众舆论［M］. 阎克文，江红. 译. 上海：世纪出版集团上海人民出版社，2009.

6. 新华社新闻研究所. 新时代传媒话语权重构［M］. 北京：新华出版社，2017.

7. ［美］玛格莱特·苏丽文. 政府的媒体公关与新闻发布［M］. 董关鹏，译. 北京：清华大学出版社，2008.

8. 国务院新闻办公室新闻局. 政府新闻发布工作手册［M］. 北京：五洲传播出版社，2007.

9. 王凡. 吴建民传［M］. 北京：世界知识出版社，2008.

10. ［美］马歇尔·卢森堡. 非暴力沟通［M］阮胤华，译. 北京：华夏出版社，2009.

11. 周庆安，唐璐. 美国地方政府部门在危机传播中的作用——以加州圣迭戈市消防局公共信息官机制为例［J］. 中国记者，2009，(3)：84-85.

12. 郭庆光. 传播学教程［M］. 北京：中国人民大学出版社，1999.

13. 孙玉红. 直面危机［M］. 北京：中信出版社，2003.

14. 王芳. 政府危机公关中的信息传播［J］. 国际公关，2007，（5）：80.

15. 毛群安，李杰，陈小申. 加、美突发公共卫生事件的信息管理与发布［J］. 国际新闻界，2005，（5）：24-27.

16. Peter M. Sandman. The Outrage Industries: The Role of Journalists and Activists in Risk Controversies［EB/OL］. http://www.psandman.com/.

17. 陈力丹. 舆论学——舆论导向研究［M］. 北京：中国广播电视出版社，1999.

18. 姚惠忠. 公共关系理论与实务［M］. 北京：北京大学出版社，2004.

19. 刘祖斌. 浅谈媒介事件及其意义［J］. 湖北大学学报（哲学社会科学版），2002，29（4）：98-100.

20. 谢晓非，郑蕊. 风险沟通与公众理性［J］. 心理科学进展，2003，11（4）：375-381.

21. 卫生部新闻办公室. 卫生新闻宣传工作手册［Z］. 2009.

22. 董广安. 泛传播时代的媒介素养教育.［EB/OL］. (2009-04-02). http://news.163.com/09/0402/11/55T1Q98100012QEA.html.

23. 李杰，钱玲，马昱，等. 我国甲型H1N1流感风险沟通策略研究［J］. 中国健康教育杂志，2010，26（1）：7-12.

24. 癌症患者就医遭改名　医院道歉50多次［EB/OL］. (2011-12-30). http://news.ifeng.com/gundong/detail_2011_12/30/11685945_0.shtml.

25. 香港如何应对医患纠纷？医院：闹解决不了问题［EB/OL］. (2015-07-22). http://health.people.com.cn/n/2015/0722/c14739-27340949-2.html.

26. 挂完点滴发现用错药　医院称操作失误无碍［EB/OL］. (2014-07-04). https://www.yaofangwang.com/news/puguangtai/19327.shtml.

27. 海口医院被指盗取患者器官　开说明会反驳［EB/OL］. (2018-07-30). http://opinion.people.com.cn/n1/2018/0730/c1003-30176641.html.

28. 北京协和医院接受治疗鼓楼袭击案美籍伤者［EB/OL］. (2008-08-11). http://news.sina.com.cn/c/2008-08-11/001114292807s.shtml.

29. 上海长征医院及市卫生计生委召开新闻发布会通报伤员救治情况〔EB/OL〕. (2015-01-02). http://china.cnr.cn/ygxw/20150102/t20150102_517288093.shtml.

30. 医院回应：网传医院儿科没有呼吸机不属实〔EB/OL〕. (2013-03-26). http://www.cnr.cn/gundong/201303/t20130326_512229222.shtml.

31. 外交部回应"中日友好医院简称去掉'友好'二字"〔EB/OL〕. (2015-02-16).https://www.guancha.cn/Neighbors/2015_02_16_309789.shtml.